常见病的针灸推拿治疗验方

元锋国　谢卓余　雷帮林　主编

CHANGJIAN BING DE ZHENJIU
TUINA ZHILIAO YANFANG

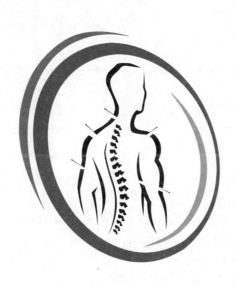

中山大學出版社
SUN YAT-SEN UNIVERSITY PRESS

·广州·

图书在版编目（CIP）数据

常见病的针灸推拿治疗验方/元锋国，谢卓余，雷帮林主编. —广州：中山大学出版社，2023.10

ISBN 978 - 7 - 306 - 07790 - 5

Ⅰ.①常…　Ⅱ.①元…②谢…③雷…　Ⅲ.①针灸学②推拿　Ⅳ.①R24

中国国家版本馆 CIP 数据核字（2023）第 069311 号

出 版 人：王天琪
策划编辑：吕肖剑
责任编辑：潘惠虹
封面设计：曾　斌
责任校对：郑雪漫
责任技编：靳晓虹
出版发行：中山大学出版社
电　　话：编辑部 020 - 84110283，84113349，84111997，84110779，84110776
　　　　　发行部 020 - 84111998，84111981，84111160
地　　址：广州市新港西路 135 号
邮　　编：510275　传　真：020 - 84036565
网　　址：http：//www. zsup. com. cn　E-mail：zdcbs@ mail. sysu. edu. cn
印 刷 者：广州市友盛彩印有限公司
规　　格：787mm×1092mm　1/16　17 印张　350 千字
版次印次：2023 年 10 月第 1 版　2023 年 10 月第 1 次印刷
定　　价：68.00 元

编　委　会

序

笔者从事针灸工作二十余载，未曾写过书。适逢其时，在历经非典型肺炎、新冠肺炎肆虐后，党和国家日益重视中医的发展。针灸推拿作为祖国中医的瑰宝，成为新时代治病与养生的热门话题。余自觉有责任尽己所能认真写一部针灸推拿方面相关的图书，以供初学者及爱好针灸推拿的中医同道学习和参考。

近代针灸名家为针灸事业的发展做出很大贡献。针灸大师董景昌先生的董氏针灸正经奇穴学、岭南名医司徒玲教授的针挑疗法、国医大师贺普仁教授的火针疗法、针灸名家靳瑞教授创立的靳三针疗法、中国工程院院士石学敏教授创立的醒脑开窍针刺法、王文远教授创立的平衡针疗法、薄智云教授创立的腹针疗法、符仲华教授创立的浮针疗法等，在临床治疗中均凸显针灸奇效。正骨名医"双桥老太太"罗有明、国医大师韦贵康教授、岭南正骨名医龙层花教授、"中国整脊之父"韦以宗教授、正骨名医安连生教授等为中医正骨做出巨大贡献，使人们对脊柱及脊柱相关疾病有了更深入的认识。一些由脊柱小关节紊乱引起的疾病，如眩晕（椎动脉型颈椎病）、心律失常（颈源性心脏病）、高血压（颈源性高血压）等，经诊断明确后以手法复位，往往立竿见影。在临床上，针灸配合正骨手法可谓相得益彰，对于脊柱小关节功能紊乱引起的疾病疗效显著。

本书收集了笔者长期针灸推拿实践的临床经验方，同时也收集了针灸推拿前辈的针灸推拿经验方，以便于中医爱好者查阅，并能将这些经验方应用服务于百姓。拜读过刘力红教授的《思考中医》《黄帝内针》后，笔者深感作为一名中医医生所肩负的责任和使命。刘力红教授作为一名中医博士尚能潜心研习针灸，令我辈针灸学人深感惭愧，正如刘力红教授所说："现代的年轻中医生们都过于浮躁，急功近利，对于中医经典不求甚解，很多人根本无心钻研经典。"诚如刘力红教授所言："经典的东西，如果一个问题、一句话你搞明白了，你一辈子都受用无穷。"学习中医、针灸，一定要明道，就是要明白中医、针灸治疗疾病的道理、规律。左病取右、右病取左、上病取下、下病取上，这些都是针灸治病的精髓，明白了针道、医道，才能针入痛止、药服人安，才能随心所用。"道不可须臾离，所离非道"，中医的道几千年来都在那里，主要看医者有没有掌握。如果掌握了，就可得心应手，而且临床应用"效如桴鼓"。刘力红教授说得好："学中医要能够沉潜下来，即使十年、二十年人们也不知道你，你也不愠，这样才有可能学好中医。"所以，学好中医必须有足够的恒心和毅力。

"大医精诚"出自唐代孙思邈所著的《备急千金要方》，要求医者要有精湛的医术，同时要有高尚的品德修养；如果没有高尚的医德，医术就很难达到更高的境界。正如清代名医徐灵胎所说："做医生只有两条路可走，要么做苍生大医，要么做含灵巨贼。"要想成为大医，除非胸怀"大慈恻隐之心"，立誓"普救含灵之苦"。否则，别无他法。

以上所言，仅供中医同道参阅。

由于本人知识水平有限，本书难免有错漏，不足之处，恳请各位读者不吝赐教、指正。

元锋国
癸卯年春于湛

目　　录

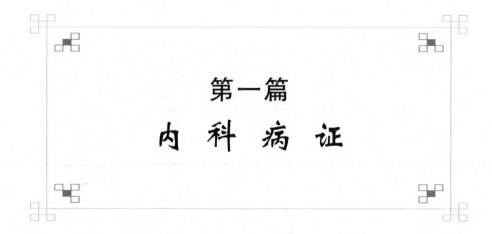

第一篇

内科病证

第一章 感冒（流行性感冒）

一、概述

感冒病系外感风邪，客于肺卫，以鼻塞、流涕、咳嗽、恶寒、发热、头身疼痛为主要临床表现，见于西医急性上呼吸道感染和流行性感冒。

二、诊断

（1）鼻塞流涕，喷嚏，咽痒或痛，咳嗽。
（2）恶寒发热，无汗或少汗，头痛，肢体酸楚。
（3）四时皆有，以冬春季节为多见。
（4）血白细胞总数正常或偏低，中性粒细胞减少，淋巴细胞相对增多。

三、辨证分型

1. 风寒证
鼻塞、流清涕，咳嗽，痰液清稀，咽喉微痒，打喷嚏，恶寒重，发热轻，无汗，头痛，肢体酸重，口不渴或渴喜热饮，舌苔薄白，脉浮或浮紧。

2. 风热证
鼻塞而干，少涕或流脓涕，咳嗽声重，咯痰色黄而黏，咽喉肿痛，恶寒轻，发热重，有汗热不解，头痛或昏胀，面红目赤，口干渴，喜冷饮，尿黄，便干，舌苔薄黄，脉浮数。

3. 暑湿证
咳声重浊不扬，咯吐白色黏痰，身热不扬，汗出不畅，肢体酸重，头昏重而胀，胸脘痞闷，纳呆，腹胀，大便溏泻，尿少、色黄，舌苔白腻或淡黄腻，脉濡。

四、治疗

1. 风寒证

（1）治法：疏风散寒，宣肺解表。

（2）针刺治疗：

1）取穴：风池、迎香、列缺、合谷、外关、风门、液门。

2）操作：针灸并用。针刺用捻转提插泻法，每穴操作 1 分钟，留针 15 分钟。悬灸风池、风门，每穴灸 5 分钟。

2. 风热证

（1）治法：疏散风热，清利肺气。

（2）针刺治疗：

1）取穴：风池、大椎、列缺、合谷、外关、曲池、尺泽、少商、液门。

2）操作：大椎、少商点刺出血数滴，大椎可加刺络拔罐。其他腧穴用捻转提插泻法针刺，每穴操作 1 分钟，留针 15 分钟。

3. 暑热证

（1）治法：清暑化湿，疏表和里。

（2）针刺治疗：

1）取穴：风池、大椎、列缺、合谷、外关、中脘、阴陵泉。

2）操作：不可加灸。针刺以捻转提插泻法为主，每穴操作 1 分钟，留针 15 分钟。

五、典型病例

张某，男，45 岁，头痛、发热、咽痛、鼻塞、腰痛 4 天。

查体：体温 38.3 ℃，咽部充血，心肺听诊无异常，肝脾肋下未扪及，腹软；舌红苔黄，脉浮数。

1. 诊断

（1）中医诊断：感冒（风热证）。

（2）西医诊断：流行性感冒。

2. 针刺治疗

（1）取穴：风池、大椎、列缺、合谷、外关、曲池、尺泽、少商、液门、委中。

（2）操作：大椎、少商点刺出血数滴。其他腧穴用捻转提插泻法，每穴操作 1 分钟，留针 15 分钟。每日 1 次，2 次痊愈。

【按语】

针灸治疗感冒有很好的疗效，对于风热证，加用刺血疗法，往往针入则热退身凉，辨证配穴，可收良效。

第二章　头痛（神经性头痛）

一、概述

头痛主要是指紧张性头痛、功能性头痛及血管神经性头痛，多由精神紧张、情绪激动引起，主要症状为持续性的头部闷痛、压迫感、沉重感。有的患者自诉头部有"紧箍"感，大部分患者表现两侧头痛，多出现在两颞侧、后枕部及头顶部或全头部。头痛性质有钝痛、胀痛、压迫感、麻木感和束带样紧箍感。

二、诊断标准

1. 中医诊断标准

中医诊断标准参考《实用中医内科学》（第 2 版）[①]。

（1）主要症状：头痛（全头痛或局部疼痛），性质可为剧痛、隐痛、胀痛、搏动痛等。急性起病，反复发作，发病前多有诱因，部分患者有先兆症状。

（2）辅助检查：检查血常规、测血压，必要时进行颅脑 CT（computed tomography，计算机断层扫描）检查、MRI（magnetic resonance imaging，磁共振成像）检查、MRA（magnetic resonance angiography，磁共振血管造影）检查、脑脊液检查、脑电图检查、TCD（transcranial doppler，经颅多普勒超声）检查，排除器质性疾病。

2. 西医诊断标准

西医诊断标准参考 2018 年国际头痛协会（International Headache Society，IHS）发布的《国际头痛疾病分类》第 3 版。

（1）剧烈的偏侧眶上部、颞部疼痛，不予治疗时疼痛持续 15 ～ 180 分钟。

（2）头痛时至少伴有下列体征中的一项且必须与头痛在同一侧：眼结膜充血，流涕，鼻塞，前额和面部出汗，瞳孔缩小，睑下垂或眼睑水肿。

（3）发作频率从隔日 1 次到每日 8 次。

---

① 王永炎、严世芸主编：《实用中医内科学》（第 2 版），上海科学技术出版社 2009 年版。

（4）至少有5次发作符合上述（1）—（3）项，同时排除颅内外其他引起头痛的器质性疾病。

（5）通过组织胺试验诱发典型疼痛即可诊断。头痛持续1年以上者，称为慢性头痛；如头痛发作持续1年以上，且中间有过14天缓解期者，称为发作性丛集性头痛。

三、辨证分型

1. 肝阳上亢证
头痛而胀，或抽搐跳痛，上冲巅顶，面红耳赤，耳鸣，心烦易怒，口干口苦，或有胁痛，夜眠不宁，舌红，苔薄黄，脉沉弦有力。

2. 痰浊内阻证
头部跳痛伴有昏重感，胸脘满闷，呕恶痰涎，苔白腻，脉沉弦或沉滑。

3. 瘀血阻络证
头痛跳痛或如锥如刺，痛有定处，经久不愈，面色晦暗，舌紫或有瘀斑、瘀点，苔薄白，脉弦或涩。

4. 气血两虚证
头痛而晕，遇劳则重，自汗，气短，畏风，神疲乏力，面色晄白，舌淡红，苔薄白，脉沉细而弱。

5. 肝肾亏虚证
头痛，颧红，潮热，盗汗，五心烦热，烦躁失眠，或遗精，舌红而干，少苔或无苔，脉弦细或弦细数。

四、针灸治疗

1. 肝阳上亢证
（1）治法：平肝潜阳，息风止痛。

（2）针刺治疗：

1）选穴：风池、太阳、百会、太冲、太溪。

2）操作：毫针刺，风池、太阳、百会行平补平泻，太溪、太冲行捻转补法。

（3）推荐方药：天麻钩藤饮加减，含天麻、钩藤、生石决明、牛膝、益母草、栀子、黄芩、茯神、夜交藤、桑寄生等。

2. 痰浊内阻证
（1）治法：燥湿化痰，降逆止痛。

（2）针刺治疗：

1）选穴：风池、太阳、百会、率谷、头维、足三里、丰隆、阴陵泉。

2）操作：毫针刺，风池、太阳、百会、率谷、头维行平补平泻，足三里、丰隆、阴陵泉行捻转提插泻法。

（3）推荐方药：半夏白术天麻汤加减，含半夏、白术、天麻、陈皮、茯苓、甘草、生姜、大枣等。

3．瘀血阻络证

（1）治法：活血化瘀，行气止痛。

（2）针刺治疗：

1）选穴：风池、太阳、百会、阿是穴、膈俞、血海、三阴交。

2）操作：毫针刺，风池、太阳、百会、三阴交、膈俞行平补平泻，阿是穴、血海行捻转提插泻法。

（3）推荐方药：桃红四物汤加减，含桃仁、红花、川芎、生地、当归、白芍、羌活、独活、鸡血藤、白芷、细辛、防风、泽泻、薏米等。

4．气血两虚证

（1）治法：补气养血，缓急止痛。

（2）针刺治疗：

1）选穴：风池、太阳、百会、气海、血海、足三里。

2）操作：毫针刺，风池、太阳、百会行平补平泻，气海、血海、足三里行捻转提插补法。

以上针刺治疗每日1次，留针30分钟，10次为1个疗程。每疗程间隔3～5日。

（3）推荐方药：八珍汤加减，含川芎、熟地黄、当归、白芍、白术、党参、茯苓、甘草、黄芪、鸡血藤等。

5．肝肾亏虚证

（1）治法：滋养肝肾，育阴潜阳。

（2）针刺治疗：

1）选穴：太阳、百会、肾俞、肝俞、太冲、太溪。

2）操作：毫针刺，太阳、百会行平补平泻，肾俞、肝俞、太冲、太溪行捻转提插补法。

（3）推荐方药：大补元煎加减，含山药、杜仲、熟地黄、当归、山茱萸、枸杞、甘草、人参等。

五、其他中医特色疗法

以下中医医疗技术可用于多种证型。

1. 辨经取穴针刺法

十二经脉中，六阳经及足厥阴经循行于头的不同部位，故可将头痛分为阳明头痛、少阳头痛、太阳头痛和厥阴头痛。

（1）阳明头痛：疼痛部位在前额、眉棱、鼻根部。

取穴：头维、印堂、阳白、合谷（健侧）、内庭（健侧）、阿是穴。

（2）少阳头痛：疼痛部位在侧头部。

取穴：太阳、丝竹空、率谷、风池、足临泣（健侧）、丘墟（健侧）、阿是穴。

（3）太阳头痛：疼痛部位在后枕部，或下连于项。

取穴：天柱、后顶、风池、后溪（健侧）、申脉（健侧）、阿是穴。

（4）厥阴头痛：疼痛部位在巅顶部，即头顶痛，或连于目系。

取穴：百会、四神聪、太冲、劳宫、阿是穴。

2. 放血疗法

取穴：太阳、耳尖、阿是穴。以三棱针刺破所选穴位附近瘀络，使瘀血尽出。

3. 推拿治疗

一般头痛可开天门，推坎宫，按揉太阳穴，拿风池穴，点按合谷穴。

4. 阿是穴邻点透刺加缠针震颤法

该法为国家中医药管理局农村中医适宜技术推广项目。

（1）针具选择：直径为 0.3 mm、长为 40 mm 的不锈钢毫针。

（2）操作方法：标出阿是穴，平刺进针，若痛点在颞部，从丝竹空向阿是穴透刺；若痛点在眉棱部，从攒竹横透至阿是穴。进针得气后，向右轻轻捻转针柄 180°～360°，使软组织轻轻缠绕针尖，然后行 250～500 次/分的震颤法 1 分钟，轻轻回转针柄 180°～360°，留针 5 分钟。如此反复操作 5 次后出针。出针时应注意按压针孔 1 分钟以防出血。

六、典型病例

张某，女，45 岁，反复头痛 2 年，加重 2 天。

2021 年 7 月 25 日初诊，患者于 2 年前工作紧张后出现头痛，以两侧颞部疼痛为主，曾于外院行头部 MRI 检查，未见异常，口服止痛药物后可缓解，症状反复，近两天症状加重，为求中医治疗，遂来医院求治。

症见：神清，诉头部疼痛，以两侧为甚，情绪激动时加重，眠差，纳可，二便调，舌淡红，苔白腻，脉沉滑。

1. 诊断

（1）中医：头痛（痰浊内阻）。

（2）西医：神经性头痛。

2. 治疗

（1）治法：燥湿化痰，通络止痛。

（2）针刺治疗：

1）取穴：风池（双侧）、太阳（双侧）、百会、率谷（双侧）、头维（双侧）、丰隆（双侧）、阴陵泉（双侧）、足临泣（右侧）、丘墟（右侧）。

2）操作：风池、太阳、百会、率谷、头维、足临泣、丘墟行平补平泻，丰隆、阴陵泉行捻转提插泻法。每日1次，留针30分钟。

（3）取太阳穴放血，以三棱针刺破太阳穴附近瘀络，使瘀血尽出。

（4）口服中药：半夏白术天麻汤加减，含半夏、白术、天麻、陈皮、茯苓、甘草、生姜、大枣等。中药2剂，加水500 mL煎至200 mL口服。

3. 效果

经治疗2次后症状消失，再次予中药3剂，增加柴胡、薄荷以疏肝解郁。随访半年无复发。

【按语】

神经性头痛为临床常见疾病，治疗前要排除头部占位性疾病。针灸对治疗头痛有很好的效果，选穴以远端取穴配合局部取穴，循经远端取穴常可针入痛止；久病必瘀，太阳穴放血可化瘀通络，配合局部取穴及辨证取穴，口服中药可加强治疗效果，往往几年甚至几十年的头痛顷刻而愈。

第三章　面痛（三叉神经痛）

一、概述

三叉神经痛是最常见的脑神经疾病，以一侧面部三叉神经分布区内反复发作的阵发性剧烈疼痛为主要表现。国内统计的发病率为 183/10 万，女性发病率略高于男性，发病概率可随年龄而增长。三叉神经痛多发生于中老年人群，疼痛部位右侧多于左侧。

该病的特点：在头面部三叉神经分布区域内发作，发病骤发、骤停，出现闪电样、刀割样、烧灼样、顽固性、难以忍受的剧烈性疼痛；说话、洗脸、刷牙或微风拂面，甚至走路都会导致阵发性的剧烈疼痛；疼痛历时数秒或数分钟，疼痛呈周期性发作，疼痛可自发，也可因刺激"扳机点"引起，发作间歇期同正常人一样。中医认为，该病多因感受风寒、痰火之邪及阳明胃热所致，而以风邪为主。

三叉神经痛的病因及发病机制至今尚无明确的定论，各学说均无法解释三叉神经痛的临床症状。目前为多数人所支持的是三叉神经微血管压迫导致神经脱髓鞘学说及癫痫样神经痛学说。

二、诊断要点

（1）面部三叉神经分布区阵发性剧烈疼痛，疼痛发作无任何先兆，历时数秒甚至 1～2 分钟，每次疼痛情况相同。

（2）疼痛可由口、舌的运动或外来刺激引起，常有一"扳机点"，触之即痛，多在唇、鼻翼、眉及口腔内等处。因怕引起发作，患者常不洗脸、少饮食，以致面部污秽、消瘦，严重者身体虚弱，卧床不起。

（3）约 60% 的患者疼痛发作时伴有同侧眼或双眼流泪及流口水。偶有面部表情肌出现不能控制的抽搐，称为"痛性抽搐"。有的患者于痛时按压或揉搓患部可减轻疼痛，偶有通过不停咀嚼或咂嘴以减痛者。

（4）疼痛局限于一侧三叉神经一支或多支分布区，以右侧及第二、三支区多见。两侧疼痛者少见，多先后患病，同时疼痛者更少，多一侧轻一侧重。

（5）疼痛呈周期性发作，不痛期（几日至几年）渐短，逐渐影响进食及休息，以致痛苦不堪，自愈者少见。

三、辨证分型

1. 风寒袭络

有感受风寒史，面痛遇寒则甚、得热则轻，鼻流清涕，苔白，脉浮紧。

2. 风热阻络

痛处有灼热感，流涎，目赤流泪，苔薄黄，脉浮数。

3. 气滞血瘀

多有外伤史，或病程日久，痛点多固定不移。舌暗或有瘀斑，脉涩。患者年龄多在40岁以上，以中老年人为多。女性多于男性，比例约为3：2。

四、神经系统检查

无异常体征，少数有面部感觉减退。此类患者应进一步询问病史，尤其询问既往是否有高血压病史；进行全面的神经系统检查，必要时进行包括腰穿、颅底和内听道摄片、颅脑 CT、颅脑 MRI 等检查，以助于与继发性三叉神经痛鉴别。

三叉神经痛可分为原发性（症状性）三叉神经痛和继发性三叉神经痛两大类，其中原发性三叉神经痛较常见。

原发性三叉神经痛是指具有临床症状，但应用各种检查未发现与发病有关的器质性病变。

继发性三叉神经痛除有临床症状外，临床及影像学检查还可发现器质性疾病如肿瘤、炎症、血管畸形等。继发性三叉神经痛多见于40岁以下中青年人，通常没有"扳机点"，诱发因素不明显，疼痛常呈持续性，部分患者可发现与原发性疾病相同的其他表现。脑部 CT、脑部 MRI、鼻咽部活组织检查等有助于对该病的诊断。

五、鉴别诊断

1. 牙痛

三叉神经痛常被误诊为牙痛，往往将健康牙齿拔除，甚至拔除全部牙齿仍无效，方引起注意。牙病引起的疼痛为持续性疼痛，疼痛范围多局限于齿龈部，且局部有龋齿或其他病变，X 线及牙科检查可以确诊。

2．鼻旁窦炎

如额窦炎、上颌窦炎等，多为局限性持续性疼痛，偶有发热、鼻塞、浓涕及局部压痛等症状。

3．青光眼

单侧青光眼急性发作误诊为三叉神经第一支痛，青光眼为持续性疼痛，不放射，偶有呕吐，伴有球结膜充血、前房变浅及眼压增高等。

4．颞颌关节炎

疼痛局限于颞颌关节腔，呈持续性疼痛，关节部位有压痛，关节运动障碍，疼痛与下颌动作关系密切，可行 X 线及专科检查协助诊断。

5．偏头痛

疼痛部位超出三叉神经范围，发作前多有视觉先兆，如视力模糊、暗点等，可伴呕吐。疼痛呈持续性，时间长，往往持续半日至 2 日。

6．三叉神经炎

病史短，疼痛呈持续性，三叉神经分布区感觉过敏或减退，可伴有运动障碍。神经炎多在感冒或鼻旁窦炎等后发病。

7．小脑脑桥角肿瘤

疼痛发作可与三叉神经痛相同或不典型，但多见于 30 岁以下青年人，多有三叉神经分布区感觉减退，并可逐渐产生小脑脑桥角其他症状和体征。以胆脂瘤多见，脑膜瘤、听神经鞘瘤次之，后两者有其他脑神经受累，共济失调及颅内压增高表现较明显。X 线片、CT 颅内扫描及 MRI 等可协助确诊。

8．肿瘤侵犯颅底

最常见为鼻咽癌，常伴有鼻衄、鼻塞、颈淋巴结肿大，可侵犯多数脑神经，进行鼻咽部检查、活检、颅底 X 线检查，CT 及 MRI 检查可确诊。

9．舌咽神经痛

易与三叉神经第三支痛相混，舌咽神经痛的部位不同，为软腭、扁桃体、咽舌壁、舌根及外耳道等处。疼痛由吞咽动作诱发。用 1% 可卡因等喷咽区后疼痛可消失。

10．三叉神经半月节区肿瘤

可见神经节细胞瘤、脊索瘤、麦氏窝脑膜瘤等，可有持续性疼痛，患者三叉神经感觉、运动障碍明显。颅底 X 线结果显示可能有骨质破坏等改变。

11．面部神经痛

多见于青年人，疼痛超出三叉神经范围，可延及耳后、头顶、枕颈，甚至肩部等。疼痛呈持续性，可达数小时，与动作无关，不怕触摸，可为双侧性疼痛，夜间可较重。

六、针灸治疗

1. 电针治疗

（1）取穴：

1）健侧取穴：丘墟、足临泣、中渚、阳溪。

2）患侧取穴：阳白、太阳、下关、四白、颧髎、承浆、颊车。

（2）操作：患侧加电针密波，每日 1 次，留针 30 分钟，10 次为 1 个疗程。每疗程间隔 3～5 日。

2. 火针疗法

（1）取穴：

1）主穴：阿是穴、听宫、下关、翳风、三间。

2）配穴：风寒袭络，加风池、合谷；风热阻络，加曲池、外关、内庭；气滞血瘀，加内关、膈俞、血海。

（2）操作：每次取 3～5 穴，将细火针置酒精灯上烧红至白亮，迅速刺入，每穴点刺 2～3 下，痛重则深刺；热证可点刺，出血少量。

七、典型病例

李某，女，50 岁，因反复右侧面部阵发性疼痛半年余，加重 1 周，于 2019 年 6 月 10 日来诊。

患者于半年前无明显诱因出现右侧面部疼痛，呈阵发性，吃东西时会诱发或加重疼痛，口服卡马西平可暂时缓解，曾行头部磁共振检查未发现异常，近一周患者症状加重，疼痛频繁，遂来医院求诊。患者神清，表情痛苦，诉右面部时发疼痛，难以忍受，以面颊部及下颌部为主，额头部偶有疼痛，口角动时疼痛加重，眠差，纳可，二便调，舌淡暗，苔白，脉弦细。

1. 诊断

（1）中医诊断：面痛（气滞血瘀）。

（2）西医诊断：三叉神经痛。

2. 治疗

（1）取穴：

1）健侧取穴：丘墟、足临泣、中渚、阳溪。

2）患侧取穴：阳白、太阳、下关、四白、颧髎、承浆、颊车。

（2）操作：患侧加电针密波，留针 30 分钟，每天 1 次，10 次为一个疗程。取细火针烧至白亮，点刺下关、听宫、膈俞、血海、阿是穴，每穴刺入 1～2 分深度（1 分约等于 3 毫米），刺 2 ～ 3 下。隔天 1 次。

3. 效果

治疗 1 次后患者症状减轻，经 10 次治疗，症状明显缓解。后巩固治疗 10 次，症状基本消失。随访半年无复发。

【按语】

面痛属于难治性疾病，临床治疗比较困难，针灸、火针对该病的治疗有着很好的效果。该病的病机特点是络脉阻滞，中医辨证要分清寒热虚实，初病多实证，久病多为虚实夹杂。

针刺以健侧远端穴位为主，以疏通经络、调和气血。配以局部取穴加强效果，火针点刺可直达病所，有很强的温通作用，两者配合，疗效持久。

三叉神经痛应注意查明病因，对于肿瘤等引起的疼痛，应先去除病因，再施以针灸治疗，方可取得好的疗效。三叉神经痛发作期间应注意休息，不吃刺激性食物，禁烟戒酒，保持乐观情绪和生活规律，才能有助于疾病的康复。

第四章　哮喘（支气管哮喘）

一、概述

哮喘是一种以发作性喉中痰鸣、呼吸困难甚则喘息不得平卧为特点的过敏性病症。"哮"为喉中痰鸣有声，"喘"为气短不足以息。[①]

二、诊断

1. 中医诊断标准

中医诊断标准参考《中医内科学》[②]。

发作时，患者喉中哮鸣有声，呼吸困难，甚则张口抬肩，不能平卧，或口唇指甲发绀。呈反复发作性，常由气候突变、饮食不当、情志失调、劳累等因素诱发。发作前多有鼻痒、喷嚏、咳嗽、胸闷等症状。患者常有过敏史或家族过敏史。两肺可闻及哮鸣音或伴有湿啰音。

2. 西医诊断标准

西医诊断标准参考《中国支气管哮喘防治指南（基层版）》[③] 和《全球哮喘防治创议》（Global Initiative for Asthma，GINA）。

反复发作喘息、气急、胸闷或咳嗽，多与接触变应原、冷空气，物理及化学性刺激，病毒性上呼吸道感染，运动等有关。发作时在双肺可闻及散在或弥漫性的、以呼气相为主的哮鸣音。上述症状可经治疗缓解或自行缓解，其他疾病所引起的喘息、气急、胸闷和咳嗽除外。

[①] 本书以哮为主。

[②] 张伯礼、薛博瑜主编：《中医内科学》（第 2 版），人民卫生出版社 2012 年版。

[③] 中华医学会呼吸病学分会哮喘学组、中华医学会全科医学分会：《中国支气管哮喘防治指南（基层版）》，载《中国实用内科杂志》2013 年第 8 期，第 615－622 页。

三、辨证分型

（一）急性发作期

1．风哮证

喘憋气促，喉中鸣声如吹哨笛；咳嗽、咯痰黏腻难出，无明显寒热倾向；起病多急，常倏忽来去；发前自觉鼻、咽、眼、耳发痒；喷嚏，鼻塞，流涕；舌苔薄白，脉弦。

2．寒哮证

喉中哮鸣如水鸡声，呼吸急促，喘憋气逆，痰色白、多泡沫，口不渴或渴喜热饮，形寒怕冷，天冷或受寒易发，肢冷，面色青晦，舌苔白滑，脉弦紧或浮紧。

3．热哮证

喉中痰鸣如吼，喘而气粗息涌，胸高胁胀，咯痰色黄或白，黏浊稠厚，口苦，口渴喜饮，汗出，面赤，或有身热，烦躁不安，大便秘结，小便短赤，舌红苔黄腻，脉滑数或弦滑。

4．阳虚喘脱危证

哮病反复久发，喘息鼻煽，张口抬肩，气短息促，烦躁，昏蒙，面青，四肢厥冷，汗出如油，舌质青暗，苔腻或滑，脉细数不清，或浮大无根。

（二）慢性持续期

1．痰哮证

喉中痰涎壅盛，声如拽锯，喘急胸满，但坐不得卧，痰多易出，面色青暗，舌苔厚浊或黄腻，脉滑实。

2．虚哮证

气短息促，动则喘甚，发作频繁，甚则持续哮喘，口唇、爪甲青紫，咯痰无力，痰涎清稀或质黏起沫，面色苍白或颧红唇紫，口不渴或咽干口渴，形寒肢冷或烦热，舌质淡或偏红、或紫暗，脉沉细或细数。

（三）临床缓解期

1．肺脾气虚

气短声低，自汗，怕风，易感冒，倦怠乏力，食少便溏，舌质淡，苔白，脉细弱。

17

2. 肺肾两虚

短气息促，动则为甚，腰膝酸软，脑转耳鸣，不耐劳累。或五心烦热，颧红，口干，舌质红、少苔，脉细数；或畏寒肢冷，面色苍白，舌淡、苔白、质胖，脉沉细。

四、治疗方法

1. 针刺治疗

（1）取穴：

1）主穴：肺俞、中府、天突、膻中、孔最、定喘、丰隆。

2）配穴：寒哮，加风门、太渊；热哮，加大椎、曲池、太白；肺脾气虚，加脾俞、足三里；肺肾两虚，加肾俞、关元、太溪。

（2）操作：以上针刺治疗每日1次，留针30分钟，10次为1个疗程。每疗程间隔3～5日。

2. 其他疗法

（1）穴位贴敷：取肺俞、膏肓、膻中、脾俞、肾俞。用白芥子、甘遂、细辛、天南星等药物制成膏药，在"三伏""三九"期间贴敷效果最佳，其余时间，可每月贴敷1次，以巩固疗效。适用于缓解期。

（2）自血疗法：缓解期选肺俞、膏肓、脾俞、肾俞。每次选用2～3个穴位。抽取少量静脉血，将血注入穴位。每穴注入0.5～1 mL，每周2～3次。

（3）艾灸：在缓解期，可用艾条灸风门、肺俞、膏肓、脾俞、肾俞、关元、气海、足三里。每次选用3～5穴，灸至皮肤潮红为度。每日1次，连续灸治3～6个月。

五、典型病例

吴某，女，76岁，患支气管哮喘10多年，并有高血压、心脏病病史。春节前夕因受厨房油烟刺激，导致哮喘急性发作。症见呼吸稍有困难，喉中痰鸣如吹哨笛，张口抬肩，速由家人送至医院。

查体：舌质淡，苔薄白，脉弦；双肺布满哮鸣音。

1. 诊断

（1）中医：哮喘（风哮证）。

（2）西医：支气管哮喘急性发作。

2. 治疗

（1）治法：疏风通络，止哮平喘。

（2）针刺治疗：

1）取穴：孔最、内关、天突、定喘。

2）操作：捻转提插泻法，每穴操作 1～3 分钟，留针 30 分钟。

3. 效果

针刺后患者即觉症状缓解，胸闷气喘明显改善。针刺一疗程后，患者症状平稳。艾条灸肺俞、膏肓、脾俞、肾俞、足三里穴，配合自血疗法、三伏灸治疗，针刺和自血疗法隔日治疗 1 次，经半年余治疗，患者症状明显改善。随访半年无发作。

【按语】

针灸对哮喘有很好的疗效，配合穴位贴药、自血疗法可巩固疗效，部分哮喘患者可痊愈。

第五章　呕吐病（神经性呕吐）

一、概述

呕吐是指胃失和降，气逆于上，胃中之物从口中吐出的一种病证。临床以有物有声谓之呕，有物无声谓之吐，无物有声谓之干呕，临床呕与吐常同时发生，故合称为呕吐。其发生与外邪犯胃、饮食不节、情志失调、体虚劳倦等多种因素有关。本病病位在胃。基本病机为胃失和降，气逆于上。

神经性呕吐又称心因性呕吐，是以自发或者故意诱发的反复呕吐为特征、无器质性病变为基础的一种胃自主神经功能紊乱和内脏功能障碍引起的胃神经官能症。患者一般在进食后呕吐，吐时不费力，一吐即出，呕吐不影响下次进食，甚至边吐边吃，但是呕吐量不多，呕吐物常为刚吃进的食物，不伴有其他的明显症状，无明显恶心及其他不适，不发病时没有其他任何临床症状及表现，体质量无明显减轻，多保持在正常体质量的80%以上。

神经性呕吐是一种慢性、反复性发作的病症，持续时间一个月以上，且易复发，被公认为一种顽固性疾病，常与情绪紧张、恼怒、肥胖、生活或工作上的困难不能够及时解决等心理和社会因素有关。

二、诊断标准

诊断标准参考《中国精神障碍分类与诊断标准》（CCMD - 3）[①]。

（1）自发或故意诱发的反复发生于进食后的呕吐，呕吐物为刚吃进的食物。

（2）体质量减轻不显著（体质量保持在正常平均体质量值的80%以上）。

（3）多数无害怕发胖或减轻体质量的想法。

（4）几乎每天发生，并至少已经持续1个月。

（5）无导致呕吐的神经和躯体疾病。

---

① 中华医学精神科分会编：《中国精神障碍分类与诊断标准》（CCMD - 3），山东科学技术出版社2001年版。

三、辨证分型

1. 寒邪犯胃证

呕吐清水或痰涎，食入乃吐，大便溏薄，头身疼痛，胸脘痞闷，喜暖畏寒，苔白，脉迟。

2. 热邪内蕴证

食入即吐，呕吐酸苦热臭，大便燥结，口干而渴，喜寒恶热，苔黄，脉数。

3. 痰饮内阻证

呕吐清水痰涎，脘闷，食欲缺乏，头眩心悸，苔白腻，脉滑。

4. 肝气犯胃证

呕吐多在食后精神受刺激时发作，吞酸，频频嗳气，平时多愁善怒，舌边红，苔薄白，脉弦。

5. 饮食停滞证

因暴饮暴食而呕吐酸腐，脘腹胀满，嗳气厌食，苔厚腻，脉滑实。

6. 脾胃虚寒证

呕吐极易发作，时作时止，食欲减退，便溏，面色无华，倦怠乏力，舌淡红，苔薄白，脉细弱。

四、针灸治疗

1. 针刺方法

（1）治法：和胃止呕。

（2）取穴：

1）主穴：中脘、足三里、内关、公孙。

2）配穴：寒邪犯胃者，加上脘、胃俞、神阙；热邪内蕴者，加合谷、内庭、曲池；食滞者，加梁门、天枢；痰饮内阻者，加膻中、丰隆；肝气犯胃者，加三阴交、太冲、期门；饮食停滞者，加梁门、天枢；脾胃虚寒者，加百会、关元、神阙。

（3）方义：中脘乃胃之募穴，足三里为胃之下合穴，"合治内腑"，两穴相配可健脾和胃、降逆止呕。内关为手厥阴经的络穴，又为阴维的八脉交会穴，手厥阴经脉下膈络三焦，阴维主一身之里，故有宣通上、中二焦气机的作用，公孙通冲脉，内关配公孙属八脉交会穴配穴法，两穴相配可和胃降逆、宽胸理气。

（4）操作：毫针刺，平补平泻，中等刺激，留针30分钟，每5分钟行针1次，10次为1个疗程。虚寒者，可加用艾灸。呕吐发作时，可在内关穴用捻转泻法强刺激操作 1～3 分钟。

2．其他治疗

（1）穴位注射法：选穴为双侧足三里；用维生素 B_{12} 注射液，在患者的双侧足三里常规消毒后再进行垂直刺入，当患者出现酸麻胀针感时，回抽无血后快速推药各 0.5 mL。每天 1 次或隔天 1 次。

（2）穴位贴敷治疗：选穴为双侧足三里、中脘、内关；用半夏、吴茱萸研末，生姜汁调，敷于上述穴位，4～6 小时后去除，每日 1 次。

（3）耳穴压豆法：胃、脾、神门、肝、交感、食道；每次选 3～4 穴，每隔 1 小时按压 1 次。

五、功能锻炼

（1）掐揉内关、公孙、足三里、中脘、天枢：用拇指用力掐揉内关、公孙、足三里、中脘、天枢穴各 1 分钟。

（2）擦腹直肌：将双掌置于两侧腹直肌处，由上至下行擦法，约 1 分钟，擦至腹部微热微红。

（3）叩背法：半握拳，轻叩胸 3—12 脊椎两侧膀胱经约 1 分钟。

（4）提拿脊背：患者俯卧，他人由命门穴开始提拿患者脊柱两侧竖脊肌，直至大椎穴处，反复 20 次。

六、典型案例

陈某，男，35 岁，2019 年 6 月 7 日来诊。

主诉：反复呕吐 3 个月余，加重 2 天。

现病史：3 个月余前因工作压力大，劳累过度，进餐后即感胃部不适，随后将胃内食物全部吐出，未予治疗。此后每因情绪不畅即发生呕吐，随即将胃内食物全部吐出。经当地西医院行胃镜、消化道钡餐造影及肝胆脾胰彩超检查，均无异常，诊断为神经性呕吐，给予西药对症治疗，但呕吐仍然反复发作。2 天前，因与顾客发生争吵，呕吐症状加重，遂来医院门诊就诊。

症见：精神疲倦，呕吐吞酸，频频嗳气，胸胁胀满，烦闷不舒，纳眠差，舌边红，苔薄白，脉弦。

查体：上腹部无明显压痛、反跳痛，剑突、肋下未触及肝脾，麦氏点阴性，肠鸣音 4 次/分钟，移动性浊音阴性。

1．诊断

（1）中医诊断：呕吐（肝气犯胃）。

（2）西医诊断：神经性呕吐。

2．治疗

（1）治法：疏肝理气，和胃止呕。

（2）针灸治疗：针刺取穴中脘、足三里、内关、公孙、三阴交、太冲、期门、百会、安眠，所有穴位均用平补平泻，百会、中脘、足三里三穴予温针灸，留针30分钟，每天1次，配予红外线照射胃脘部。

3．效果

治疗3次后，患者诉呕吐较前明显减轻，且发作频率明显降低，睡眠较前明显好转，效不更穴；治疗7次后，患者精神状态佳，呕吐、失眠症状基本痊愈。随访半年未复发。

【按语】

该患者的呕吐由情志不畅，肝失条达，肝气犯胃，胃失和降，胃气上逆所致。中医学认为七情内伤是引起神经性呕吐的重要原因。内关为止呕要穴，通阴维脉，公孙通冲脉，内关配公孙属八脉交会穴配穴法，两穴相配可和胃降逆、宽胸理气；中脘为胃之募穴，足三里为胃之下合穴，"合治内腑"，两穴相配可健脾和胃、降逆止呕；三阴交配太冲可疏肝理气、和胃降逆；期门是足厥阴肝经的穴位，同时也是肝的募穴，能够疏肝理气、健脾和胃。患者眠差，予百会、安眠配内关宁心安神。诸穴合用共奏疏肝理气、和胃止呕、宁心安神之功，使病得解。

第六章　胃痛（慢性胃炎）

一、概述

慢性胃炎指不同病因引起的各种慢性胃黏膜炎性病变，是一种常见病，其发病率在各种胃病中居首位。

中医学认为胃痛（又称胃脘痛）是外感邪气、内伤饮食，情志失调、脏腑功能失调等原因导致气机瘀滞、胃失所养，以上腹胃脘部近心窝处疼痛为主症的病证。本病病位在胃，与肝、脾关系密切。基本病机是胃气失和、胃络不通或胃失温养。

二、诊断

（一）疾病诊断

1. 中医诊断标准

中医诊断标准参考《慢性胃炎中医诊疗专家共识意见（2017）》[1] 及《中医内科学》[2]。

（1）主要症状：不同程度和性质的胃脘部疼痛。

（2）次要症状：可兼有胃脘部胀满、痞闷、嗳气、吐酸、纳呆、胁胀、腹胀等。

本病可见于任何年龄段，以中老年多见，常反复发作，难以根治。

2. 西医诊断标准

西医诊断标准参考中华医学会消化病学分会《中国慢性胃炎共识意见

---

[1]　中华中医药学会脾胃病分会：《慢性胃炎中医诊疗专家共识意见（2017）》，载《中华中医药杂志》2017年第7期，第3060 – 3064 页。

[2]　张伯礼、薛博谕主编：《中医内科学》（第2版），人民卫生出版社2012年版。

（2017 年，上海）》① 及《幽门螺杆菌胃炎京都全球共识》②。

（二）疾病诊断方式

慢性胃炎常见上腹部疼痛、早饱、食欲下降、饮食减少，或伴有胃灼热泛酸等。症状缺乏特异性，确诊依赖胃镜、病理及幽门螺杆菌检测。

1. 内镜诊断

（1）非萎缩性胃炎：内镜下可见红斑（点状、条状、片状）、出血点或出血斑，黏膜粗糙不平，黏膜水肿或渗出。

（2）萎缩性胃炎：内镜下可见黏膜红白相间、以白为主，黏膜皱襞变平甚至消失，黏膜血管显露，黏膜呈颗粒状或结节样。

（3）如伴有胆汁反流、糜烂、黏膜内出血等，描述为萎缩性胃炎或非萎缩性胃炎伴胆汁反流、糜烂、黏膜内出血等。

2. 病理诊断

根据需要可取 2～5 块活检组织，内镜医师应向病理科提供取材的部位、内镜检查结果和简要病史。病理医师应报告每一块活检标本的组织学变化，对幽门螺杆菌、慢性炎症、活动性炎症、萎缩、肠上皮化生和异型增生应予以分级。

慢性胃炎活检显示有固有腺体的萎缩，即可诊断为萎缩性胃炎，不必考虑活检标本的萎缩块数与程度，临床医师可结合病理结果和内镜所见，做出病变范围与程度的判断。

三、辨证分型

1. 寒邪犯胃证

胃脘疼痛剧烈，得温痛减，遇寒痛增，恶寒喜暖，口不渴，喜热饮，或伴恶寒，苔薄白，脉弦紧。

2. 饮食伤胃证

胃脘胀满疼痛，嗳腐吞酸，嘈杂不舒，呕吐或矢气后痛减，大便不爽，苔厚腻，脉滑。

3. 肝气犯胃证

胃脘胀满，脘痛连胁，嗳气频频，吞酸，大便不畅，每因情志因素诱发，心

---

① 中华医学会消化病学分会：《中国慢性胃炎共识意见（2017 年，上海）》，载《胃肠病学》2017 年第 11 期，第 670－687 页。

② 参见刘文思、吕龙华、谢勇等《幽门螺杆菌胃炎京都全球共识研讨会纪要》，载《中华消化杂志》2016 年第 1 期，第 53－57 页。

烦易怒，喜太息，苔薄白，脉弦。

4. 气滞血瘀证

胃痛拒按，痛有定处，食后痛甚，或有呕血便黑，舌质紫暗或有瘀斑，脉细涩。

5. 脾胃虚寒证

胃痛隐隐，绵绵不休，喜温喜按，劳累或受凉后发作或加重，泛吐清水，纳呆食少，神疲倦怠，手足不温，大便溏薄，舌淡苔白，脉虚弱。

6. 胃阴不足证

胃脘灼热疼痛，胃中嘈杂，似饥而不欲食，口干舌燥，大便干结，舌红少津或有裂纹，苔少或无，脉细或数。

四、针灸治疗

1. 针刺方法

（1）治法：和胃止痛。

（2）取穴：

1）主穴：足三里、中脘、内关、公孙。

2）配穴：寒邪犯胃者，加脾俞、胃俞、神阙；饮食伤胃者，加梁门、天枢；肝气犯胃者，加期门、太冲；气滞血瘀者，加膻中、膈俞；脾胃虚寒者，加神阙、胃俞、脾俞；胃阴不足者，加胃俞、三阴交。

（3）方义：足三里为足阳明胃经合穴、下合穴，"合治内腑"，可通调腑气，和胃止痛，故足三里是治疗胃腑疾病的首选要穴。中脘为胃之募穴，腑之所会，可健运中州，调理气机。内关穴为八脉交会穴，是手厥阴心包经的络穴，联络手少阳三焦经，具有宽胸理气、通调三焦、疏通全身气机的作用。公孙穴为足太阴脾经穴位，为八脉交会穴，通冲脉，与内关相配，善治胃心胸疾病。诸穴合为主穴，可共奏和胃止痛之效。

（4）操作：如遇寒则发者，当灸中脘、脾俞、胃俞、神阙以温中止痛。饮食伤胃引起疼痛，治当针中脘、足三里，用捻转提插泻法操作3分钟，出针后，悬灸中脘、梁门、天枢附近痛点处，或用艾炷灸5～7壮。夜间饥饿时发病较剧者，加刺内关穴，并可用梅花针叩打脊椎两旁。若肝气犯胃，胃痛频频，胁痛，急躁，当先泻太冲、期门以泻肝旺，再针刺足三里、中脘、内关调脾胃。久痛瘀阻者，当灸膈俞、脾俞或鱼际、膈俞刺络放血。针刺用普通毫针，艾灸用艾炷或艾条，针灸并用者可用温针灸；针刺补泻之法可取捻转或提插补泻法，也可应用呼吸补泻、开合补泻等，平补平泻可用电针代替，波形选择密波。病势急者每日1次或2次，中强度刺激；病势缓者每日1次，中弱度刺激。留针30分钟，10

次为 1 个疗程。每疗程间隔 3 ～ 5 日。

2. 其他治疗

（1）穴位注射法：取中脘、足三里、肝俞、胃俞、脾俞。每次选 2 穴，诸穴可交替使用。用黄芪注射液，或丹参注射液、当归注射液、维生素 B_1 注射液、维生素 B_{12} 注射液，每穴注入药液 0.5 ～ 1 mL，每日或隔日 1 次。

（2）耳针法：取胃、肝、脾、神门、交感、十二指肠。毫针刺用中等强度，或用埋针法、压丸法。

（3）穴位埋线法（缓解期）：取中脘、足三里、肝俞、胃俞、脾俞、膈俞穴等。每次选 3 ～ 4 组穴，取双侧，每月 1 次。

五、功能锻炼

1. 旋摩

右手掌放于右下腹，左手掌重叠于右手背上，从右下腹起，顺时针在全腹反复环摩。手法要快而轻柔，使局部有较强的温热感，环摩 100 ～ 200 次。

2. 摩脾胃

两手掌重叠放在腹部，从左肋下旋摩至右肋下，反复 50 ～ 100 次。

3. 拇指揉

在中脘、气海、足三里、内关等穴反复揉压，每穴 2 分钟。

4. 擦腰背

由他人操作，沿第一胸椎，夹脊两旁向下推至骶部 9 次，再点压脾俞、胃俞、肝俞各 1 分钟。

六、典型案例

张某，女，44 岁，反复胃痛 5 年，于 2020 年 5 月 17 日就诊。患者 5 年前因发生不愉快事件，情志失和而患胃痛病。以胃脘疼痛为主，伴有两胁胀痛，窜及脊背，腹部胀满，食欲减退，呃气不顺。每次因遇怒加重而反复发作，胀痛难忍遂就诊于当地诊所，口服药物后症状稍好转。患者反复因为心情不好导致上述症状发作，就诊于多家医院（具体不详），服药后症状均有好转。患者为求中医治疗而来求诊。

症见：精神疲倦，胃脘疼痛，伴有两胁胀痛，胸闷，经常嗳气，眠差，纳呆，二便调。舌淡白，苔薄白，脉沉弦。

查体：上腹部轻压痛，无肌紧张、反跳痛，剑突及肋下未触及肝脾，麦氏点按压阴性，肠鸣音 4 次/分钟，移动性浊音阴性。

1．检查

胃镜检查：慢性浅表性胃炎。

2．诊断

（1）中医诊断：胃痛（肝气犯胃）。

（2）西医诊断：慢性胃炎。

3．治法

（1）治法：疏肝理气、和胃止痛。

（2）针灸治疗：针刺取穴中脘、内关、公孙、期门、太冲、梁丘、足三里，均取双侧，所有穴位均用泻法，留针 30 分钟，隔天 1 次，配予红外线照射胃脘部。

4．效果

治疗 3 次后，患者诉胃痛较前明显减轻，且发作频率明显降低，精神状态较前明显好转，效不更穴；治疗 5 次后，患者精神状态佳，诉几乎无胃痛，巩固治疗 1 个疗程。随访半年未再复发。

【按语】

研究结果显示，情绪与胃脘痛发生明显具有相关性，原因是机体受情志刺激，免疫力降低，导致发病率升高。患者长期情志抑郁、肝气郁结，导致胃气瘀滞，不通则痛。此患者辨为"胃痛病"，属于"肝气犯胃证"。选穴缘由：足三里为足阳明胃经合穴、下合穴，"合治内腑"，可通调腑气、和胃止痛；中脘为胃之募穴，腑之所会，可健运中州、调理气机；内关穴为八脉交会穴，是手厥阴心包经的络穴，联络手少阳三焦经，具有宽胸理气、通调三焦、疏通全身气机的作用，与公孙穴相配，善治胃心胸疾病；梁丘为足阳明胃经郄穴，主治急性病症，能够和胃止痛；太冲为足厥阴肝经原穴、输穴，具有平肝理气以制肝气横逆犯胃的作用；期门是足厥阴肝经的穴位，同时也是肝的募穴，能够疏肝理气、健脾和胃。故选用上述几个穴位针刺以治胃痛。

第七章　腹泻（肠易激综合征）

一、概述

肠易激综合征（irritable bowel syndrome，IBS）是一种常见的功能性胃肠病，持续或间歇发作，是以腹痛、腹胀、排便习惯和（或）大便性状改变为临床表现，缺乏胃肠道结构和生化异常的肠道功能紊乱性疾病。

腹泻型肠易激综合征相当于中医学的泄泻病，腹泻（diarrhea）亦称"泄泻"，是指排便次数增多，粪便稀薄，或泻出如水样。古人将大便溏薄者称为"泄"，大便如水注者称为"泻"。本病一年四季均可发生，但以夏秋两季多见。肠易激综合征的发生常与饮食不节、感受外邪、情志失调、脾胃虚弱、年老体弱、久病体虚等因素有关。本病病位在肠，与脾、胃、肝，肾等脏腑密切相关。基本病机是脾虚湿盛，肠道分清泌浊、转化功能失常，其中脾失健运是关键。

二、诊断

1. 中医诊断标准

中医诊断标准参考 2016 年发布的《肠易激综合征中医诊疗专家共识意见（2017）——临床治疗》[1] 及《中医内科学》[2]。

诊断要点：泄泻以腹痛、大便粪质清稀为主要依据。或大便次数增多，粪质清稀，甚至如水样；或泻下完谷不化。常先有腹胀、腹痛，旋即泄泻。暴泻起病急，泻下急迫而量多，多由外感寒热、暑湿或饮食不当所致；久泻起病缓，泻下势缓而量少。有反复发作史，多由外邪、饮食、情志、劳倦等因素诱发或加重。

---

[1] 中华中医药学会脾胃病分会：《肠易激综合征中医诊疗专家共识意见（2017）——临床治疗》，载《临床医学研究与实践》2017 年第 29 期，第 201 页。

[2] 张伯礼、薛博瑜主编：《中医内科学》（第 2 版），人民卫生出版社 2012 年版。

2．西医诊断标准

西医诊断标准参考罗马Ⅳ诊断标准"Bowel Disoderrs"[1] 及 *Multi-dimensional Clinical Profile（MDCP）：for the Functional Gastrointestinal Disorders*[2]。

根据罗马Ⅳ标准，肠易激综合征典型的临床表现为反复发作的腹痛，最近 3 个月内每周至少发作 1 天，伴有以下 2 项或 2 项以上：①与排便有关；②发作时伴有排便频率改变；③发作时伴有粪便性状（外观）改变。诊断前症状出现至少 6 个月，近 3 个月持续存在。腹泻型肠易激综合征（diarrhea predominant irritable bowel syndrome，IBS – D）：至少 25％的排便为 Bristol 6—7 型，且 Bristol 1—2 型的排便小于 25％。

三、辨证分型

1．肝郁脾虚证

腹痛即泻，泻后痛减；急躁易怒，发作常与情绪有关；身倦乏力；两胁胀满；纳呆泛恶；舌淡胖，边可有齿痕，苔薄白；脉弦细。

2．脾胃虚弱证

大便溏泻，完谷不化；反复发作，腹痛隐隐；神疲纳呆，四肢倦怠；不思饮食；喜暖畏寒；舌淡，边可有齿痕，苔白腻；脉濡缓无力。

3．脾肾阳虚证

腹痛即泻，甚如清水状，可在晨起时发作；腹部冷痛，得温痛减；形寒肢冷；腰膝酸软；不思饮食；舌淡胖，苔白滑；脉沉细。

4．脾胃湿热证

腹痛泄泻，泄下急迫或不爽，大便臭秽；胸闷不舒，渴不欲饮；口干口苦，甚至口臭；舌红，苔黄腻；脉滑。

5．寒热错杂证

大便溏泻不定；腹胀肠鸣；口苦口臭；畏寒，受凉则发；舌质淡，苔薄黄；脉弦细或弦滑。

---

① Brain E. Lacy, Fermín Mearin, Lin Chang, et al. "Bowel Disoderrs". *Gastroenterology*, 2016, 150（6）, pp. 1393 – 1407.

② *Multi-dimensional Clinical Profile（MDCP）：for the Functional Gastrointestinal Disorders*. North Carolina：the Rome Foundation, 2015.

四、针灸治疗

1. 针刺方法

（1）治法：健脾止泻。

（2）取穴：

1）主穴：神阙、天枢、中脘、上巨虚、足三里、陷谷。

2）配穴：肝郁脾虚者，加太冲、三阴交；脾胃虚弱者，加脾俞、胃俞；脾肾阳虚者，加肾俞、命门、脾俞、关元、太溪；脾胃湿热者，加曲池、内庭；寒热错杂者，加三阴交、阴陵泉、内庭、阳陵泉、曲池。

（3）方义：神阙为局部选穴，用灸法既可温阳散寒除湿，又可清利湿热，为治疗泄泻的要穴。天枢为大肠募穴，是大肠腑气输注于腹部的穴位，具有理气止痛、疏导肠腑及化湿止泻的效果，该穴位位于脐旁 2 寸，既是近端取穴，直达病所，又是辨证取穴。中脘为胃腑募穴，以健脾阳、理大肠，共奏调理胃肠运化与传导之功，是治疗胃肠疾患的有效穴。天枢与中脘均位于人体腹部，二者是治疗胃肠疾病的常用要穴。足三里归足阳明胃经，属胃之下合穴，不仅具有调理脾胃、扶正培元之功，还可提高痛阈、抑制中枢神经和外周神经的痛觉传导，具有明显的镇痛作用，为治腹痛之要穴。作为足阳明胃经腧穴的上巨虚，因其为大肠经的下合穴，故皆可治疗肠腑疾病，《灵枢·邪气藏府病形》有云，"荥输治外经，合治内府""大肠病者，肠中切痛而鸣濯濯，冬日重感于寒即泄，取巨虚上廉"。陷谷穴为治腹泻、腹胀、腹痛要穴，为胃经输穴，董氏奇穴有记载为门金穴，临床应用效果很好。以上穴位可治疗内腑之证，合用共奏畅达气机、健脾运胃、调肾利湿之功。

（4）操作：治疗肝脾不和型泻太冲疏肝解郁，补三阴交培土以扶弱，余穴位采用平补平泻手法。对脾胃虚弱型、脾肾阳虚型患者，进针得气后采用补法，并用温针灸。对脾胃湿热型患者，曲池、内庭行泻法，余穴位采用平补平泻手法，留针期间取神阙穴行隔姜灸或隔盐灸治疗。每日 1 次，留针 30 分钟，10 次为 1 个疗程。每疗程间隔 3 ～ 5 日。

2. 其他治疗

（1）穴位贴敷法：五倍子适量研末，与食醋调成膏状敷脐（神阙），用伤湿止痛膏或用纱布、胶布固定，每日 1 次，每次 4 ～ 6 小时，可配合红外线照射。

（2）穴位注射法：取天枢、上巨虚。用小檗碱注射液，或维生素 B_1、B_{12} 注射液，每穴每次注射 0.5 ～ 1 mL，每日或隔日 1 次。

五、功能锻炼

1. 摩腹疗法

嘱患者睡前取仰卧位，双膝屈曲，腹泻患者双手叠于腹部左侧，稍施压力，顺时针按摩，持续 200 ～ 300 次；腹痛患者单手手掌放于中脘穴，掌跟稍施压力，持续按摩 200 次，对疼痛有一定的缓解。

2. 按揉气海

取坐位或仰卧位，掌心按揉气海约 2 分钟。

3. 捏脊

患者俯卧，他人从命门开始，捏紧患者脊柱部皮肤，一松一紧向上至大椎，重复操作 9 次。

4. 推骶尾部

患者俯卧，他人用掌根抵住患者尾骨，自下向上推至命门穴，操作 2 分钟，至局部微红、微热。

5. 提肛运动

提肛运动在坐、卧和站立时均可进行。方法如下：思想集中，舌顶上腭，咬紧牙关，吸气，向上收提肛门，屏住呼吸并保持收提肛门 2 ～ 3 秒，然后全身放松，呼气，放松肛门。每日 1 ～ 3 次，每次 50 下或 5 分钟。此锻炼方法应长期坚持。

六、典型病例

李某，女性，35 岁，2021 年 6 月 17 日来诊。

主诉：腹痛、腹泻反复发作 6 年，加重 1 周。

病史：患者 6 年前无明显诱因出现腹痛、腹泻伴肠鸣，大便不成形，甚至如水样，每日 4 ～ 5 次，每于情志不畅、受凉、进食辛辣刺激或油腻性食物时加重。食欲可，寐可，小便调，曾就诊于外院行全腹 CT、腹部 B 超、肠镜检查，未见明显异常，大便常规＋潜血、肝功能检查等均未见异常，予以抗炎、止痛及护胃等对症处理（具体用药不详）后缓解，此后上述症状时轻时重。2021 年 6 月 10 日因腹胀、腹痛加重再次就诊于某医院消化科门诊，行全消化道钡餐检查未见异常，予地衣芽孢杆菌活菌胶囊、匹维溴铵片等药物治疗。患者诉服药时有效，但停药后症状即出现反复。

症见：形体消瘦，面色憔悴，精神抑郁，善叹息，腹痛、腹胀，两胁胀满，周身乏力，纳呆，夜寐差，小便正常，大便稀溏，每天 4 ～ 5 次，常于进食后如厕；舌淡胖，有齿痕，苔薄白，脉弦细。

查体：心率 72 次/分钟，律齐；全腹平软，肝脾肋下未触及，无压痛及反跳痛，肠鸣音正常。大便常规及培养检查均为正常，肠镜结果提示无器质性病变。

1. 诊断

（1）中医诊断：腹泻（肝郁脾虚证）。

（2）西医诊断：腹泻型肠易激综合征。

2. 治疗

（1）治法：疏肝理气，健脾止泻。

（2）取穴：

1）主穴：神阙、天枢、中脘、足三里、陷谷、上巨虚。

2）配穴：三阴交、太冲。

（3）操作：患者取仰卧位，以 75% 乙醇棉球消毒局部皮肤，天枢、中脘、上巨虚、足三里、三阴交直刺 1.2 ～ 1.5 寸，陷谷、太冲直刺 0.8 ～1 寸，泻太冲，补三阴交，余穴位采用平补平泻手法，中脘、足三里、三阴交施用手法后加用温针灸，留针 30 分钟。留针期间取神阙穴行隔姜灸。每天 1 次，10 次为 1 个疗程。

3. 效果

首次针灸治疗后患者自觉腹痛明显减轻，且发作频率明显降低，大便基本成形，每日 3 次，精神状态较前明显好转；治疗 1 个疗程后，患者大便次数减少到每日 2 ～3 次，睡眠明显改善，精神好转；治疗 3 个疗程后，患者大便次数减少到每日 1 ～2 次，腹胀腹痛感消除，基本恢复正常。随访半年未见复发。

【按语】

本例患者经西医综合治疗后疗效欠佳，病情迁延难愈，属腹泻型肠易激综合征。患者情志不畅，克伐脾土，木郁寒滞，不通则痛，故腹痛；中气不运，清阳陷下，则生泄泻。治以疏木培土止泻。天枢为大肠募穴，是大肠腑气输注于腹部的穴位，具有理气止痛、疏导肠腑及化湿止泻的效果。中脘为胃腑募穴，以健脾阳、理大肠，共奏调理胃肠运化与传导之功，是治疗胃肠疾患的有效穴。足三里归足阳明胃经，属胃之下合穴，具有调理脾胃、扶正培元之功。陷谷有健脾和胃、调和冲脉的作用。上巨虚为大肠的下合穴，故皆可治疗肠腑疾病。泻太冲疏肝解郁，补三阴交培土以扶弱。以上穴位可治疗内腑之证，合用共奏畅达气机、健脾运胃之功，诸穴共用，标本兼治，泄制止，胃肠安，疗效佳。

第八章　阳痿病（勃起功能障碍）

一、概述

勃起功能障碍（erectile dysfunction，ED）是最常见的一种男性性功能障碍，指阴茎持续不能达到或维持足够的勃起以完成满意的性生活，病程为 3 个月以上。勃起功能障碍相当于中医学阳痿，本病的发生常与手淫太过、房劳过度、思虑忧郁、饮食不节、惊吓紧张等因素有关。本病病位在宗筋，与心、肾、肝关系密切，在经脉上主要与肝经、肾经、心经、脾经密切相关。

二、诊断

1. 中医诊断标准

中医诊断标准参考《阳痿的诊断依据、证候分类疗效评定——中华人民共和国中医药行业标准〈中医内科病证诊断疗效标准〉》[①] 与《中国中西医结合男科学》[②]。

（1）成年男性，在性生活时阴茎不能勃起，或勃而不坚，不能进行正常性生活。

（2）排除性器官发育不全或药物引起的阳痿。

2. 西医诊断标准

西医诊断标准参考《男科学》[③] 与《阴茎勃起功能障碍诊断治疗指南》[④]。

定义：勃起功能障碍是指阴茎持续（至少 3 个月）不能达到或不能维持足够的硬度以获得满意的性生活。

（1）病史：收集完整的病史，包括内外科疾病史、服药史、社交史、婚姻

---

① 《阳痿的诊断依据、证候分类、疗效评定——中华人民共和国中医药行业标准〈中医内科病证诊断疗效标准〉》，载《辽宁中医药大学学报》2016 年第 11 期，第 206 页。

② 贾金铭主编：《中国中西医结合男科学》，中国医药科技出版社 2005 年版。

③ 郭应禄、胡礼泉主编：《男科学》，人民卫生出版社 2004 年版。

④ 欧洲泌尿外科学会：《阴茎勃起功能障碍诊断治疗指南》，2011 年。

史及性生活史等，并采用国际勃起功能指数问卷表－5（IIEF－5）等评估病情，初步判断阳痿病的程度、类型、病因等。

（2）体格检查：包括第二性征发育、外周血管检查、生殖系统检查、神经系统检查等，目的在于发现与阳痿病有关的神经系统、内分泌系统、心血管系统及生殖器官的缺陷或异常。

（3）实验室检查：包括血常规、尿常规、空腹血糖、胆固醇、高密度脂蛋白、低密度脂蛋白及肝肾功能检查，对发现糖尿病、血脂代谢异常和慢性肝肾疾病是必要的；对怀疑有其他问题的患者需进行性激素、甲状腺素、儿茶酚胺及儿茶酚胺代谢产物检查。

（4）特殊检查：包括夜间阴茎勃起试验（nocturnal penile tumescence test，NPT）、阴茎硬度测定、阴茎海绵体注射血管活性药物试验（intracavernous injection，ICI）、阴茎海绵体彩色多普勒超声检查（colour doppler ultrasonography，CDU）、阴茎海绵体造影、勃起功能障碍的神经检查等。

三、辨证分型

1．肝郁气滞证
阳事痿弱，精神抑郁；喜猜疑，紧张焦虑，性欲淡漠，失眠多梦，善叹息，两胁胀闷或疼痛不适。舌淡或暗红，苔薄。脉弦或弦细。

2．湿热下注证
勃起不坚，或不能持久；阴囊潮湿、瘙痒，或臊臭坠胀，口苦咽干，尿黄便滞，脘闷食少，腰骶胀痛，下肢酸困。舌红苔黄腻。脉滑数或弦数。

3．瘀血阻滞证
勃起不坚，或不能勃起；会阴部，或阴囊，或下腹部，或耻骨上区，或腰骶及肛周坠胀疼痛。舌质暗或有瘀点、瘀斑。脉弦或涩。

4．心脾两虚证
阳事痿弱，性欲淡漠；神疲乏力，面色萎黄，食少便溏，心悸少寐，多梦健忘。舌淡苔少，边有齿痕。脉细弱。

5．肾阳亏虚证
性欲低下，阳事痿弱；腰膝酸软，畏寒肢冷，精神萎靡，阴部冷湿，精冷滑泄。舌淡苔白。脉沉细或沉弱。

6．惊恐伤神证
阳痿不举或举而不坚，可有自发勃起，但性交时即微软不用。胆怯多疑，心悸易惊，失眠多梦。舌淡，苔薄。脉沉弦。

四、针灸治疗

1. 针刺方法

（1）治法：补益肾气、疏调宗筋。

（2）取穴：

1）主穴：关元、气海、中极、肾俞、次髎、三阴交、太溪。

2）配穴：肝郁气滞者，加太冲、内关；湿热下注者，加曲骨、阴陵泉；瘀血阻滞者，加膈俞、血海；心脾两虚者，加心俞、脾俞、足三里；肾阳亏虚者，加命门、大赫；惊恐伤肾者，加志室、胆俞、内关。

（3）方义：关元穴为"人身元阴元阳关藏之处"，同时为小肠募穴，为任脉与足三阴交会穴，具有益气壮阳、培补元气的功效。气海为肓之原穴，具有温阳益气、扶正固本、培元补虚之功效。中极为膀胱募穴，与足三阴经交会。关元、气海、中极三穴配合可内应精室，培元助气，温暖精宫。肾俞为足太阳膀胱经穴位，为肾的背俞穴，具有调理肾气、强壮身体、培元固本的功效。次髎穴属足太阳膀胱经的腧穴，膀胱与肾相表里，位于腰骶部，毗邻胞宫，针刺次髎穴可调理膀胱、补益肾气。三阴交是足三阴经的交会穴，可健脾疏肝补肾。太溪为肾之原穴，可滋阴补肾。诸穴合用，可补益肾气、疏调宗筋。

（4）操作：针刺气海、关元、中极时应使针尖向下，并使针感向阴茎和龟头部放射，手法用补法（捻转或提插）；针刺肾俞、命门、志室、次髎时应使针尖向脊柱方向斜刺，并使针感向外阴部放射；余穴运用平补平泻法。均配合温针灸。每日 1 次，留针 30 分钟，10 次为 1 个疗程。每个疗程间隔 3～5 日。

2. 其他疗法

（1）穴位注射法：取足三里、关元、肾俞、三阴交；用黄芪注射液或当归注射液，每次选 2～3 穴，每穴注射 1 mL，隔日 1 次。

（2）耳穴压豆：肾、肝、心、脾、外生殖器、神门、内分泌、皮质下等部位，每次选 3～5 穴，嘱患者每日按压耳穴，每次 1～3 分钟，每日 3～5 次。

（3）腧穴热敏灸疗法：选穴足三里、关元、三阴交、肾俞、腰阳关、心俞、脾俞等。具体操作方法：进行回旋、雀啄、往返、温和灸四步法。先行回旋灸 2 分钟，温通局部气血；继以雀啄灸 1 分钟，加强敏化；循经往返灸 2 分钟，激发经气；再施以温和灸发动感传，开通经络。每天 1 次，10 次为 1 个疗程。

（4）穴位埋线：根据辨证选穴，取肾俞、肝俞、脾俞、中极、关元、三阴交等，用 7 号针头（或者特定的埋线针）刺入穴位，得气后埋入已剪好的备用羊肠线（长度 1～2 cm），15～30 天治疗 1 次，3 次为 1 个疗程。

五、功能锻炼

1．摩腹

仰卧位，两手相叠（左手在下），先自剑突部位向耻骨联合推摩；再以两掌自剑突下向两腹分推；最后，在脐部左右旋揉各 36 次，可以健脾和胃，引气达于小腹部及阴部。

2．点穴

选穴肾俞、命门、关元、中极、三阴交，用按揉法对上述诸穴进行点按，每次 4 穴，也可用按摩器点阵。

3．提肛运动

有规律地往上提收肛门，然后放松，一提一松就是提肛运动。在站、坐、行时均可进行，每次做提肛运动 50 次左右，持续 5 ～ 10 分钟即可。

六、典型案例

张某，男，32 岁，已婚，因"阴茎软萎不举 2 年"于 2018 年 10 月 17 日初诊。结婚后阳事勃而不坚，伴有早泄，逐渐阳痿不举，婚前有手淫史。2 年内患者经常在某医院就诊，服用多种药物治疗，效果欠佳。

症见：精神不振，心情不畅，腰腿酸软，舌淡红，苔薄白，脉细弱。

1．诊断

（1）中医诊断：阳痿（肾阳亏虚）。

（2）西医诊断：勃起功能障碍。

2．治疗

（1）治法：温补肾阳。

（2）处方：针灸＋中药（肾气丸加减）。

（3）针灸取穴：①气海、关元、中极、大赫、三阴交；②肾俞、次髎、太溪、命门。两组穴位交替使用。均配合温针灸。

（4）操作：气海、关元、中极、大赫针刺时针尖向下，并使针感向阴茎和龟头部放射，手法用补法；肾俞、命门、次髎针刺时针尖向脊柱方向斜刺，并使针感向外阴部放射；太溪、三阴交运用平补平泻法。留针期间，将 2 cm 长的艾条点燃后将艾条插入针柄，共灸 2 炷。在此过程中，医者需采取一定的保护措施，以防艾火掉落烫伤患者皮肤。

3．效果

针灸 3 次，服药 3 剂后，患者开始有阴茎勃起感。继续治疗 7 次（针灸配合中药），患者阴茎勃起，但举而不坚，不能进行性生活。又经过 10 次治疗（针灸配合中药），患者阴茎勃起且坚硬，能进行性生活，但维持时间不长。再经 10 次的治疗患者性功能恢复正常。

【按语】

造成阳痿的原因很多，历代医家认为此病多涉及肝、肾、脾（胃）三经（脏腑），主要原因多为早婚纵欲或少年因手淫而伤肾气，致命门火衰，精气匮乏。治疗上以补肾壮阳为主，取肾俞、命门、三阴交培补肝肾，填精补髓，壮命门真火以振奋肾经经气；取中极、关元、气海、太溪、三阴交用补法可滋肾阴壮元阳；肾俞、次髎、命门可温肾壮阳，疏通经络，振奋阳气。加之艾灸以温肾助阳，肾精充盛，命火自壮，水火相济，则阳痿必愈；同时，佐以补肾中药相得益彰。

第九章　便秘病（功能性便秘）

一、概述

功能性便秘是指患者在无器质性病因或代谢障碍的情况下出现持续的排便不畅、粪便干结、排便次数减少等症状的一类功能性疾病，临床诊断中需与肠易激综合征进行区分。功能性便秘在青年人群中发病率较低，高发于女性和中老年人群。

中医学认为便秘病是指由于大肠传导失常，导致大便秘结、排便周期延长；或周期不长，但粪质干结、排出困难；或粪质不硬，虽有便意，但便而不畅的病症。

二、诊断

1. 中医诊断标准

中医诊断标准参考中华人民共和国中医药行业标准《中医病证诊断疗效标准》[①] 和 2011 年《慢性便秘中医诊疗共识意见》[②]。

长期缺乏便意，大便次数减少，干燥如栗，依赖泻药且用量逐渐增大；可伴少腹胀急，神倦乏力，胃纳减退。排除肠道器质性疾病。

2. 西医诊断标准

西医诊断标准参照《功能性胃肠疾病（FGIDs）—Rome Ⅲ 国际标准》（2006年）。

（1）便秘病（功能性便秘）包括以下 2 个或 2 个以上症状：至少 25% 的排便需努挣；至少 25% 的排便为硬粪块；至少 25% 的排便有不完全排空感；至少25% 的排便有肛门直肠阻塞感；至少 25% 的排便需手助排便；每周排便少于

---

① 国家中医药管理局编：《中医病证诊断疗效标准》，南京大学出版社 1994 年版。

② 中华中医药学会脾胃病分会：《慢性便秘中医诊疗共识意见》，载《北京中医药》2011 年第 1 期，第 3 - 7 页。

3 次。

（2）不用泻药，软粪便少见。

（3）不符合肠易激综合征的诊断标准。

（4）诊断前，症状至少存在 6 个月，最近 3 个月有症状发作。

三、辨证分型

1. 肠道气滞证

大便干结，腹痛腹胀，每于情志不畅时便秘加重，胸闷不舒，喜善太息，嗳气频作，心情不畅，舌苔薄腻，脉弦。

2. 肠胃积热证

大便硬结难下，少津，少腹疼痛，按之胀痛，口干口臭，舌红，苔黄燥，脉数。

3. 肺脾气虚证

大便并不干硬，虽有便意，但排便困难，用力努挣则汗出短气，便后乏力，神疲懒言，舌淡苔白，脉弱。

4. 脾肾阳虚证

大便干或不干，排出困难，腹中冷痛，畏寒喜暖，小便清长，四肢不温，舌淡苔白，脉沉迟。

5. 津亏血少证

大便干结，面色无华，口干少津，心悸怔忡，两颧红，舌红少苔或舌淡苔白，脉细弱。

四、针灸治疗

1. 针刺方法

（1）治法：调腑通便。

（2）取穴：

1）主穴：天枢、大肠俞、上巨虚、足三里、支沟、归来（左）、水道（左）、外归来（左）、外水道（左）。

2）配穴：肠道气滞证，加太冲、合谷、中脘；肠胃积热证，加合谷、尺泽、内庭、鱼际；肺脾气虚证，灸神阙、气海、百会，可加公孙、脾俞；脾肾阳虚证，灸关元、命门、腰阳关，可加太溪、照海、大钟；津亏血少证，加三阴交、脾俞、照海、太溪。

（3）方义：天枢邻近胃肠，是大肠经的募穴，为气机升降之枢纽。上巨虚是大肠经的下合穴，根据《灵枢·邪气藏府病形》中的"荥输治外经，合治内府"理论，大肠疾病由上巨虚主治，针刺上巨虚能促进肠蠕动、疏通肠腑而治疗便秘。足三里为胃经的下合穴，为补益强壮之要穴，可促进消化吸收，增强新陈代谢，加快粪便排出，为治疗一切胃肠消化系统疾病的首选穴。《灵枢·背俞》篇说："是以五脏之俞，皆本于太阳而应督脉也。"足太阳膀胱经多气多血，当大肠传导功能失常，气机壅滞、腑气不通容易引起便秘，而针刺大肠俞可调畅气血，疏导气机，使各脏腑功能协调，肠道传导功能恢复正常。支沟为手少阳三焦经的经穴，有清泄三焦火炽及通利的作用，为治疗便秘的要穴。外归来、外水道为经验用穴，分别在归来、水道旁开2寸，可促进肠道蠕动，临床应用通便效果明显。

（4）操作：针刺用普通毫针，按虚补实泻法操作，针刺补泻之法取捻转提插补泻法；肺脾气虚证、脾肾阳虚证、津亏血少证用灸法。归来、水道、外归来（归来穴旁开2寸）、外水道（水道穴旁开2寸）针刺时用3寸毫针向耻骨方向透刺2～2.5寸，然后退针，使针刺入1～1.5寸；针刺以深刺浅留针，避免伤及膀胱。每日1次，留针30分钟，10次为1个疗程。每疗程间隔3～5日。

2．其他疗法

（1）穴位注射法：取足三里，用维生素B_{12}注射液，每次注射2 mL，双侧穴位交替治疗。

（2）耳穴压豆：以大肠、脾为主穴，辅以腹、三焦、胃、肝及肺等，嘱患者每日按压耳穴，每次1～2分钟，每日3～5次。

（3）穴位贴敷疗法：

1）取穴：天枢、大肠俞、关元、气海。

2）药物：白附子、干姜、细辛、吴茱萸等。

五、功能锻炼

1．摩腹

患者取仰卧位，两手掌重叠，以神阙穴（脐中间）为圆心，在中、下腹部，沿顺时针方向摩腹，以腹内有热感为宜，约2分钟。

2．叩腹

患者站立，抬起左腿，使大腿与上身成90°角，然后用右手空心拳叩下腹部，左手空心拳叩腰骶部，叩5分钟，换另一腿。

3．振腹

患者站立，脚尖着地，脚跟抬起，全身上下颤动5分钟，注意脚尖不要离地。

4．揉穴

用拇指按揉双侧支沟、足三里、大横、天枢、上巨虚各 1 分钟。

5．擦骶

双手掌反向骶后，反复擦骶部 5 分钟。

六、典型案例

李某，女，51 岁，于 2022 年 7 月 2 日初诊。

主诉：便秘反复发作 1 年余，加重 1 周。

病史：缘患者于 1 年前无明显诱因下出现大便干结，每周 1 次，多则 2 次，长期服用水果、甜杏仁、蜂蜜，大便仍觉干结难解。1 周前便秘症状加重，伴干咳，口干口臭，腹中胀痛，喜冷饮，无发热恶寒，无头晕、头痛，无心悸、胸闷，纳眠一般，小便正常。舌红，苔黄燥，脉数。

既往史：有慢性支气管炎病史；否认有高血压、糖尿病、冠心病病史；否认肝炎、结核等传染病史；否认输血、中毒史；未发现药物、食物过敏史。

查体：腹部稍胀，无压痛及反跳痛。

辅助检查：肠镜检查示未见器质性病变。

1．诊断

（1）中医诊断：便秘（肠胃积热）。

（2）西医诊断：功能性便秘。

2．治疗

（1）治法：清热通腑，润肠通便。

（2）取穴：天枢、支沟、上巨虚（双）、尺泽（双）、鱼际（双）、足三里（双）、归来（左）、水道（左）、外归来（左）、外水道（左）。

（3）操作：用捻转提插泻法，归来（左）、水道（左）、外归来、外水道穴针刺时用 3 寸毫针向耻骨方向透刺 2～2.5 寸，留针 30 分，每日 1 次；用 TDP 电磁波照射下腹部。再以耳穴压豆法选大肠、直肠、交感、皮质下，中等强度刺激，每日按压 5 次，每次 1 分钟，每 3 日 1 换。

3．效果

患者首次治疗结束后，自觉腹部肠道蠕动，欲排气，有如厕感，解下少量干燥硬臭便，胀闷感减轻；次日晨起时有便意，解时仍觉困难。治疗 2 次后，患者排便顺利，便量增多。治疗 3 次后大便基本正常。继续巩固治疗 10 次，患者诸症消失随访半年无复发。

【按语】

便秘多由大肠积热，或气滞，或寒凝，或阴阳气血亏虚，使大肠的传导功能失常所致。《素问·灵兰秘典论》云："大肠者，传导之官，变化出焉。"从脏腑病机的角度来说，便秘之病机，主要在于肺、脾、肾。在治疗时可运用肺与大肠相表里的原理，泻肺经的尺泽穴、鱼际穴，是因为肺气壅塞，当泻其子，肺属金，金之子为水，尺泽是肺经的合水穴，鱼际是肺经的荥火穴，以清肺经的内热，使肺气得到肃降，使阴液得以润肠，以达到通腑的作用。外归来、外水道为经验用穴，针刺时用 3 寸毫针向耻骨方向透刺约 2 ～ 2.5 寸，深刺浅留针，可促进肠道蠕动，迅速达到通便效果，临床治疗效果奇佳。

第十章　不寐（失眠）

一、概述

不寐，又称失眠，是由于心神失养或不安引起的，以经常不能获得正常睡眠为特征的一类病症。不寐主要表现为入睡困难，或寐而不酣，时寐时醒，或醒后不能再寐；严重者甚至彻夜不寐。

中医理论认为，饮食不节、劳累过度、情志失调、久病体虚等均是导致患者不寐的主要因素，在这些因素的作用之下，机体脏腑功能出现紊乱，气血不畅，阴阳不调，进而引起病发。在中医学观点中，心是不寐的主要病位，而脾、肾、肝等脏器与之存在密不可分的关联。

二、诊断

1. 中医诊断标准

中医诊断标准参考《中医内科常见病诊疗指南·中医病证部分》[①]。

入睡困难，或睡而易醒，醒后不能再睡，重则彻夜难眠，连续4周以上；常伴有多梦、心烦、头昏头痛、心悸健忘、神疲乏力等症状；无妨碍睡眠的其他器质性病变和诱因。

2. 西医诊断标准

西医诊断标准参考《ICD－10 精神与行为障碍分类　临床描述与诊断要点》[②]。

主诉或是入睡困难，或是难以维持睡眠，或是睡眠质量差。

（1）这种睡眠紊乱每周至少发生3次并持续1个月。

---

① 中华中医药学会发布：《中医内科常见病诊疗指南·中医病证部分》，中国中医药出版社 2008年版。

② 世界卫生组织：《ICD－10 精神与行为障碍分类　临床描述与诊断要点》，范肖冬、汪向东、于欣、刘平译，人民卫生出版社 1993 年版。

（2）日夜专注于失眠，过分担心失眠的后果。

（3）睡眠质量和（或）量的不满意引起明显的苦恼或影响了社会及职业功能。

三、辨证分型

1. 肝火扰心证

突发失眠，性情急躁易怒，不易入睡或入睡后多梦惊醒，胸胁胀闷，善太息，口苦咽干，头晕头胀，目赤耳鸣，便秘溲赤，舌质红，苔黄，脉弦数。

2. 痰热扰心证

失眠时作，噩梦纷纭，易惊易醒，头目昏沉，脘腹痞闷，口苦心烦，饮食少思，口黏痰多，舌质红，苔黄腻或滑腻，脉滑数。

3. 脾胃不和证

失眠多发生在饮食后，脘腹痞闷，食滞不化，嗳腐酸臭，大便臭秽，纳呆食少，舌质红，苔厚腻，脉弦或滑数。

4. 瘀血阻络证

失眠日久，躁扰不宁，胸闷不适，夜多惊梦，夜不能睡，夜寐不安，面色青黄，或面部色斑，胸痛、头痛日久不愈，痛如针刺而有定处，或呃逆日久不止，或饮水即呛，干呕，或内热瞀闷，或心悸怔忡，或急躁善怒，或入暮潮热，舌质暗红、舌面有瘀点，唇暗或两目暗黑，脉涩或弦紧。

5. 心脾两虚证

不易入睡，睡而不实，多眠易醒，醒后难以复寐，心悸健忘，神疲乏力，四肢倦怠，纳谷不香，面色萎黄，口淡无味，腹胀便溏，舌质淡，苔白，脉细弱。

6. 心胆气虚证

心悸胆怯，不易入睡，寐后易惊，遇事善惊，气短倦怠，自汗乏力，舌质淡，苔白，脉弦细。

7. 心肾不交证

夜难入寐，甚则彻夜不眠，心中烦乱，头晕耳鸣，潮热盗汗。健忘，口舌生疮，大便干结，舌尖红少苔，脉细。男子梦遗阳痿；女子月经不调。

四、针灸治疗

1. 针刺方法

（1）治法：调和阴阳，安神镇定。

（2）取穴：

1）主穴：百会、内关、神门、三阴交、照海、申脉、安眠。

2）配穴：肝火扰心者，加行间、太冲、风池；痰热扰心者，加太冲、丰隆；脾胃不和者，加丰隆、中脘、足三里；瘀血阻络者，加肝俞、膈俞、血海；心脾两虚者，加三阴交、心俞、脾俞；心胆气虚者，加心俞、胆俞；心肾不交者，加三阴交、太溪、心俞、肾俞。

（3）方义：督脉入络脑，百会为督脉穴，可调神安神、清利头目；内关穴有宽胸理气、宁心安神的作用；神门因位于经气所注、气血渐盛的部位，具有调节心经气血的功能；三阴交为肝、脾、肾三阴经交会穴，可使浮阳入阴，达到安神养血之功；照海通于阴跷，申脉通于阳跷，针刺可以调和阴阳；安眠穴安神镇定，为治疗失眠的经验效穴。

（4）操作：所有证型均泻申脉，补照海。心脾两虚者，取三阴交用补法，余穴位用平补平泻法，心俞、脾俞行麦粒灸法。心肾不交者，取三阴交配太溪补法刺，余穴位用平补平泻法，肾俞、心俞行麦粒灸法，可用梅花针叩刺颈背腰骶背俞穴，重点叩刺心俞、肾俞区。肝火扰心者，取三阴交配间使、太冲、肝俞用捻转泻法，余穴位用平补平泻法；可配合梅花针叩刺颈背腰骶背俞穴区，重点叩刺心俞、肝俞区。余证型按照虚补实泻法操作。艾灸以麦粒灸法，每穴灸5壮，针刺补泻之法可取捻转或提插补泻法。

（5）疗程：留针30分钟，每日1次，10次为一个疗程，每疗程间隔3～5日。

2．其他治疗

（1）耳针疗法：取皮质下、心、神门、交感。毫针刺，或埋针法，或压丸法，如图10－1所示。

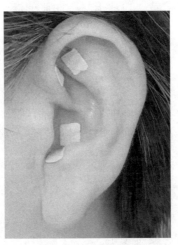

图10－1　耳针疗法

（2）皮肤针法：从项部至腰部，沿督脉和足太阳膀胱经第 1 侧线，用皮肤针自上而下叩刺，以皮肤潮红为度。

（3）穴位贴敷治疗：每日取吴茱萸散贴敷神门、五脏俞、内关等穴 4 ～ 6 小时。

（3）拔罐法：从项部至腰部，循足太阳膀胱经第 1、第 2 侧线，自上而下行走罐，以背部潮红为度。

五、功能锻炼

1．推抹前额

在前额部用四指分别从印堂穴沿上、中、下推至太阳，并在印堂、太阳处进行适当点按；再从印堂穴向上推至神庭穴；最后闭目点按睛明，并用抹法在上下眼眶操作。共操作 5 ～ 10 分钟。

2．调理头部

先分别点按百会穴及四神聪穴，以酸胀为度。再分别用指叩法、扫散法、抓法在全头部操作。共操作 5 ～ 10 分钟。

3．拿风池

用两手拇指分别提拿双侧风池穴，以局部有较明显的酸胀感为度。

4．拿肩井

用两手提拿双侧肩井穴，以局部有较明显的酸胀感为度。

5．点穴

点按前述诸穴，以局部有酸胀感为度。

6．擦肾俞

双手背伸，擦双侧肾俞穴，以局部透热为度。

六、典型案例

梁某，男，51 岁，入睡困难反复发作 1 年，加重 1 周。

2019 年 10 月 18 日初诊，患者因入睡困难反复发作 1 年来诊。近 1 年来，患者每晚上床躺下约 2 小时后方可睡着，曾到当地医院治疗，症状反反复复。1 周前，失眠症状加重，伴头晕耳鸣、口干心烦、遗精腰酸，无发热、恶寒，无头晕、头痛，无心悸、胸闷，纳可，大便正常。舌质红而少苔，脉细数。

既往史：否认有高血压、糖尿病、冠心病病史；否认肝炎、结核等传染病史；否认输血、中毒史；未发现药物、食物过敏史。

查体：无特殊。

1．辅助检查

颅脑 CT 平扫未见器质性病变。

2．诊断

（1）中医诊断：不寐（心肾不交）。

（2）西医诊断：失眠。

3．治疗

（1）治法：滋肾阴，降心火，养心神。

（2）针刺取穴：百会、神门、三阴交、照海、申脉、安眠、太溪、心俞、肾俞。

（3）操作：

1）取三阴交配太溪（补法刺之），泻申脉，补照海，余穴位平补平泻，留针 30 分钟，其间每 10 分钟行针 1 次；拔针后予麦粒灸肾俞、心俞。每日针刺 1 次，10 次为 1 个疗程。

2）以背部督脉，夹脊穴，膀胱经第 1 侧线、第 2 侧线为选择点，采取离穴不离经的原则，一般拔 10 个左右火罐，每次留罐约 8 分钟，3 日 1 次。

4．效果

治疗 10 次后，每晚上床约半小时内入睡至天明。巩固治疗 3 个疗程，患者诸症消失。随访半年无复发。

【按语】

本例病者头晕、耳鸣、遗精、腰酸是肾精不足之征，口干心烦是阴亏火旺之疾，舌红、脉细数皆虚火上炎之象。心为神气之宅，肾为精气之舍，肾水衰亏，真阴不升，水火不济，心阳独亢，以致神不守舍而致不寐。百会属督脉经腧穴，督脉为"阳脉之海"，该穴位于头部，头为诸阳之会，百会通督脉入脑，与经外奇穴"安眠"常用于治疗失眠。神门因位于经气所注、气血渐盛的部位，具有调节心经气血的功能。《灵枢·大惑论》记载："卫气不得入于阴，常留于阳。留于阳则阳气满，阳气满则阳跷盛；不得入阴则阴气虚，故目不瞑矣。"该篇阐述了卫气运行失常导致的阴阳跷脉偏盛或偏衰，是产生不寐证的根本原因。针对这种病理机制采取补其不足，泻其有余，平衡阴阳的治疗原则。申脉和照海均属八脉交会穴，分别通入阳跷脉和阴跷脉。《奇经八脉考》记载："阴跷者，足少阴之别脉……循内踝下照海穴……""阳跷者，足太阳之别脉……出于外踝下足太阳申脉穴。"因此，选用申脉和照海穴，运用补泻手法以补阴跷之不足，泻阳跷之有余，调其虚实，交通阴阳，宁心安神，以达治疗目的。补三阴交壮水之源，以制阳光；更补太溪，以强化滋水之力。心俞与肾俞分别为心、肾的背俞穴，是脏腑精气输注于背部的穴位，亦可用于治疗二脏同病，上下相配同样有着交通心肾的治疗作用。故上下配穴可使肾水上济，心火得降，水火既济，复归上下平衡之功效。

第十一章　郁病（抑郁发作）

一、诊断

1．中医诊断标准

中医诊断标准参考《中医内科学》（第2版）[1]。

郁病是由于情志不舒、气机瘀滞、脏腑功能失调所引起的一类病症。临床表现主要为心情抑郁、情绪不宁、胸胁胀痛、或易怒喜哭、或咽中如物梗死、不寐等。以情志内伤为主要因素，病机发展以气郁为先，进而变生他证。

2．西医诊断标准

在各种形式的典型发作中，患者通常有心境低落、兴趣和愉快感丧失等症状，导致劳累感增加和活动减少的精力降低。很常见的症状还有稍做事情即觉明显的倦怠。其他常见症状是：

（1）集中注意或注意的能力降低。

（2）自我评价和自信降低。

（3）自罪观念和无价值感（即使在轻度发作中也有）。

（4）认为前途暗淡悲观。

（5）自伤或自杀的观念或行为。

（6）睡眠障碍。

（7）食欲下降。

低落的心境几乎每天一样，且一般不随环境而改变，但在一天内可显示出特征性的昼夜差异。与躁狂一样，临床表现可有明显的个体差异；在青少年患者中，非典型的表现尤为常见。在某些病例中，焦虑、痛苦和运动性激越的情况有时比抑郁更为突出。此外，心境分改变也可能被易激惹、过度饮酒、戏剧性行为、原有恐怖症或强迫症症状恶化等附加特征或疑病性先占观念所掩盖。对于不同严重程度抑郁的诊断均要求至少持续两周，但如果症状格外严重或起病急骤，时间标准可以适当缩短。

---

① 王永炎、鲁兆麟主编：《中医内科学》（第2版），人民卫生出版社2011年版。

二、证候诊断

1．肝郁气滞证

精神抑郁，胸胁作胀或脘痞，面色晦暗，嗳气频作，善太息，夜寐不安，月经不调；舌质淡，苔薄白，脉弦。

2．肝郁脾虚证

精神抑郁，胸胁胀满，多疑善虑，喜太息，纳呆，消瘦，稍事活动便觉倦怠，脘痞嗳气，大便时溏时干，或咽中不适；舌苔薄白，脉弦细或弦滑。

3．心脾两虚证

善思多虑不解，胸闷心悸，神疲，失眠，健忘，面色萎黄，头晕，神疲倦怠，易自汗，纳谷不化，便溏；舌质淡，苔白，脉细。

4．肾虚肝郁证

情绪低落，烦躁兼兴趣索然，神思不聚，善忘，忧愁善感，胁肋胀痛，时有太息，腰酸背痛，性欲低下；舌红，苔薄黄，脉弦细或沉弦。

5．肝胆湿热证

烦躁易怒，胸胁胀满，多梦，耳中轰鸣，头晕头胀，腹胀，口苦，咽有异物感，恶心，小便短赤；舌质红，苔黄腻，脉弦数或滑数。

三、中药及五行辨证治疗

1．肝郁气滞证

（1）治法：疏肝和胃，理气解郁。

（2）推荐方药：柴胡疏肝散加减，含柴胡、白芍、香附、枳壳、当归、陈皮、绿萼梅、百合、合欢花、徐长卿、佛手、川芎、甘草等。

（3）五行音乐疗法：角调式乐曲构成了大地回春、万物萌生、生机盎然的旋律，曲调亲切爽朗，具有“木”之特性，可入肝疏肝；若患者有实证表现，亦可选用微调而泻肝。每日治疗 1 次，每次 30 分钟，共治疗 20 次结束。

2．肝郁脾虚证

（1）治法：疏肝健脾，化痰散结。

（2）推荐方药：逍遥散合半夏厚朴汤加减，含柴胡、当归、白芍、炙甘草、法半夏、厚朴、茯苓、生姜、紫苏叶等。

（3）五行音乐疗法：角调式乐曲，有疏肝之功；配合宫调式乐曲，可入脾，以健脾气，助运化，两者合用以达到疏肝健脾、理气化痰之功。每日治疗 1 次，每次 30 分钟，共治疗 20 次结束。

3．**心脾两虚证**

（1）治法：健脾养心，补益气血。

（2）推荐方药：归脾汤加减，含党参、茯苓、白术、黄芪、当归、远志、郁金、酸枣仁、木香、龙眼肉、大枣、甘草等。

（3）五行音乐疗法：宫调式乐曲，风格悠扬沉静，淳厚庄重，犹如"土"般宽厚结实，可入脾以健脾养血；和（或）徵调式乐曲，入心养心。每日治疗1次，每次30分钟，共治疗20次结束。

4．**肾虚肝郁证**

（1）治法：益肾调气，解郁安神。

（2）推荐方药：颐脑解郁方加减，含北刺五加、五味子、郁金、合欢皮、柴胡、栀子、白芍、甘草等。

（3）五行音乐疗法：羽调式乐曲，可入肾；角调式乐曲，具有"木"之特性，可入肝疏肝。两者合用以滋肾阴，疏肝郁。每日治疗1次，每次30分钟，共治疗20次结束。

5．**肝胆湿热证**

（1）治法：清肝利胆，宁心安神。

（2）推荐方药：龙胆泻肝汤加减，含龙胆草、黄芩、栀子、川木通、泽泻、当归、生地黄、柴胡、甘草、车前子（包煎）、珍珠母（先煎）、龙齿（先煎）等。

（3）五行音乐疗法：角调式乐曲，曲调亲切爽朗，有疏肝之功，可清热疏肝、祛湿解郁。每日治疗1次，每次30分钟，共治疗20次结束。

四、针灸治疗

1．**醒脑开窍针刺法**

（1）取穴：

1）主穴：内关、人中、百会、印堂、合谷、太冲、三阴交。

2）配穴：肝郁气滞，加期门、膻中；肝郁脾虚，加足三里、脾俞；心脾两虚，加心俞、脾俞；肾虚肝郁，加期门、关元、命门；肝胆湿热，加阴陵泉、侠溪、行间。

（2）操作：以上穴位所用针法以捻转提插补泻法为主，每日1次，每次留针30分钟，10次为1个疗程。每疗程间隔3～5日。

2．**四花穴灸法**

（1）取穴：心俞、肝俞、胆俞、脾俞、肾俞。

（2）操作：每次选两组穴，用麦粒灸法，每穴灸5壮，如图11-1所示。

每天 1 次，10 次为 1 个疗程。

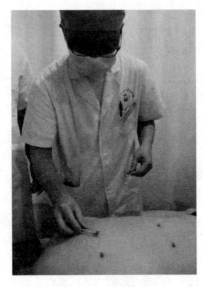

图 11-1　麦粒灸法

五、其他疗法

1. 穴位贴敷

（1）选穴：神阙、足三里（双侧）、中脘、天枢（双侧）。

（2）用药：肉桂、吴茱萸、当归、五味子、蜂蜜适量。

（3）操作：将各方各药物打粉装瓶备用，使用时按 0.5：1：1：1 比例混合，平铺切成 10 mm×10 mm×20 mm 大小的药块，每次使用时取一小块粘于胶布，用干净棉签擦干净穴位皮肤表面，将粘有药物的胶布贴于穴位上。

2. 耳针

（1）取穴：心、肝、脾、肾、内分泌、交感、神门等。

（2）操作：根据患者具体症状，将王不留行籽压于耳穴，用胶布固定，嘱患者定时按压，每日 3 次，每次 3～5 分钟。

（3）静坐疗法：焦虑症状较明显、杂念较多者可采用静坐疗法治疗。

（4）中医系统心理疗法：存在错误的认知、童年经历心理创伤的，可采用中医系统心理疗法。

（5）饮食疗法：肝郁气滞证，宜选用疏肝理气和中之品，如鸡蛋、橘皮、绿茶等；肝郁脾虚证，宜选用疏肝解郁、健脾和胃之品，如术芍猪肚汤；心脾两虚证，宜选用滋阴养血、安神宁心之品，如百合、龙眼肉等；肾虚肝郁证，宜选用滋肾益脾、通络解郁之品，如杜仲黄精烧猪腰；肝胆湿热证，宜选用清热利湿、疏肝健脾之品，如竹叶茯苓薏米汤。

六、典型病例

陈某，女，40岁，入睡困难、情绪低落1年余来诊。

患者于1年前因工作压力出现入睡困难，情绪低落，曾于外院神经内科门诊检查，诊断为"抑郁发作"。患者因长期服用镇静、抗焦虑等西药，出现精神疲倦、乏力等症状，对药物产生依赖性，为求中医治疗，遂来求治。

症见：神清，精神疲倦，情绪低落，眠差，纳呆，大便溏，小便调，舌淡胖、边有齿印，脉弦细。

1. 诊断

（1）中医诊断：郁病（心脾两虚）。

（2）西医诊断：抑郁发作。

2. 治疗

针灸治疗：予醒脑开窍针刺法以调神志，配合背部腧穴麦粒灸法调理脏腑治疗。

3. 效果

经第一个疗程治疗后，患者症状明显改善，西药逐步减为一般用量。经第二个疗程治疗，西药继续减半。经第三个疗程治疗后，患者停服西药。经采用汉密尔顿抑郁量表（HAMD）及抑郁自评量表（SDS）评估，患者临床治愈。随访半年无复发。

【按语】

该病例提示我们，在抑郁症的治疗过程中，西药减量须逐步进行，否则会出现反跳现象，针刺调神配合艾灸四花穴调理脏腑可巩固疗效。另外要注意配合情绪、音乐、饮食等疗法，进行心理疏导等可收到事半功倍的效果。

第十二章　面瘫（面神经炎）

一、诊断

（一）疾病诊断

1. 中医诊断标准

中医诊断标准参考普通高等教育"十二五""十一五""十五"国家级规划教材《针灸学》[①]。

（1）起病突然，春秋为多，常有受寒史或有一侧面颊、耳内、耳后完骨处的疼痛或发热。

（2）一侧面部板滞、麻木，流泪，额纹消失，鼻唇沟变浅，眼不能闭合，口角向健侧牵拉。

（3）一侧不能做闭眼、鼓腮、露齿等动作。

（4）肌电图可表现为异常。

2. 西医诊断标准

西医诊断标准参考普通高等教育"十五"国家级规划教材《神经病学》（第5版）[②]。

（1）病史：起病急，常有受凉吹风史，或有病毒感染史。

（2）表现：一侧面部表情肌突然瘫痪、病侧额纹消失，眼裂不能闭合，鼻唇沟变浅，口角下垂，鼓腮、吹口哨时漏气，食物易滞留于病侧齿颊间，可伴病侧舌前2/3味觉丧失，听觉过敏，多泪等。

（3）脑CT、MRI检查正常。

---

① 石学敏主编：《针灸学》，中国中医药出版社2017年版。
② 王维治主编：《神经病学》（第5版），人民卫生出版社2004年版。

（二）疾病分期

1. 急性期

发病后 1～2 周。

2. 恢复期

发病后 2 周至 1 个月。

3. 后期

发病后 1 个月至面肌连带运动出现

4. 联动期和痉挛期

发病 6 个月以上（面肌连带运动出现以后）。

二、辨证分型

1. 风寒袭络证

突然口眼歪斜，眼睑闭合不全，兼见面部有受寒史，舌淡，苔薄白，脉浮紧。

2. 风热袭络证

突然口眼歪斜，眼睑闭合不全，继发于感冒发热，或咽部感染史，舌红，苔黄腻，脉浮数。

3. 风痰阻络症

突然口眼歪斜，眼睑闭合不全，或面部抽搐，颜面麻木发胀，伴头重如蒙、胸闷或呕吐痰涎，舌胖大，苔白腻，脉弦滑。

4. 气虚血瘀证

口眼歪斜，眼睑闭合不全且日久不愈，面肌时有抽搐，舌淡暗，苔薄白，脉细涩或细弱。

三、辨证分型治疗

1. 风寒袭络证

（1）治法：祛风散寒，温经通络。

（2）推荐方药：桂枝加葛根汤加减，含桂枝、白芍、葛根、生姜、大枣、甘草等。

2. 风热袭络证

（1）治法：疏风清热，活血通络。

（2）推荐方药：大秦艽汤、银翘散加减，含秦艽、当归、蝉蜕、赤芍、金银花、连翘、防风，板蓝根、地龙、生地黄、石膏等。

3．风痰阻络证

（1）治法：祛风化痰，通络止痉。

（2）推荐方药：牵正散加减，含白附子、芥子、僵蚕、全蝎、防风、白芷、天麻、胆南星、陈皮等。

4．气虚血瘀证

（1）治法：益气活血，通络止痉。

（2）推荐方药：补阳还五汤加减，含黄芪、党参、鸡血藤、当归、川芎、赤芍、桃仁、红花、地龙、全蝎、僵蚕等。

四、针灸治疗

（一）分期辨证取穴

1．急性期

（1）治法：疏风祛邪，通经活络。

（2）取穴：

1）健侧取穴：后溪、合谷、中渚、内庭、太冲、列缺、风池、颧髎、颊车、人中、承浆、下关。

2）患侧取穴：牵正、翳风、地仓、太阳。

2．恢复期

（1）治法：活血化瘀，培补脾胃，荣肌养筋。

（2）取穴：

1）健侧取穴：足三里、上巨虚，温针灸法；后溪、合谷、中渚、内庭、太冲、列缺。

2）患侧取穴：用1.5寸毫针由阳白透刺攒竹、丝竹空、头维、上星；用3寸毫针由地仓透刺下关、颊车、睛明；用3寸毫针由太阳透刺颧髎；翳风、牵正。

3．后期

（1）治法：活血化瘀，舒筋养肌。

（2）取穴：

1）健侧取穴：足三里、上巨虚，温针灸法；后溪、合谷、中渚、内庭、太冲、列缺、颧髎、颊车、人中、承浆、下关。

2）患侧取穴：牵正、翳风、地仓、太阳。

4．联动期和痉挛期

（1）治法：培补肝肾，活血化瘀，舒筋养肌，熄风止痉。

（2）取穴：

1）健侧取穴：足三里、上巨虚，温针灸法；后溪、合谷、中渚、内庭、太冲、列缺、颧髎、颊车、人中、承浆、下关。

2）患侧取穴：牵正、翳风、地仓、太阳；太冲、阴郄取双侧以滋阴熄风止痉。

（3）操作：以上针刺治疗均留针30分钟，每日1次，10次为1个疗程。每疗程间隔3～5日。

（二）闪罐

适应于各期患者。选取患侧的阳白、下关、巨髎、地仓、颊车等穴位。采用闪火法，于每穴位区域将火罐交替吸附及拔下约1秒，不断反复，持续3～5分钟，以患侧面部穴位处皮肤潮红为度。每日闪罐1次，每周治疗3～5次，疗程以病情而定。

（三）放血疗法

适应于面瘫各期，在患侧口腔黏膜处、翳风、牵正穴位处放血，每次选1～2处（穴），急性期每日1次，急性期过后可2～3日放血1次。

（四）火针疗法

1．患侧取穴

牵正、翳风、地仓、太阳、承浆、迎香、颧髎、阳白、头维、风池。

2．操作

每次取3～5穴，用细火针烧至白亮，刺入1～2分，针口用万花油涂抹以防感染，并嘱患者患处接触水后及时用万花油涂抹，如图12－1所示。

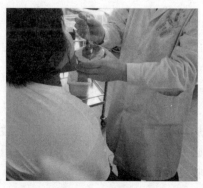

图12－1　火针疗法

（五）埋线治疗

适用于恢复期及后遗症期患者。

1. 取穴

选取阳白、风池、颧髎、颊车、脾俞、胃俞、肾俞、足三里、上巨虚。

2. 操作

每次取3～5穴，2周1次。

五、典型病例

刘某，男，45岁，因"左侧口角歪斜3个月"来诊。

症见：神清，左侧口角歪斜，左侧闭眼不全，眠纳可，二便调，舌淡，苔白，脉沉细涩。

体格检查：左侧额纹、鼻唇沟变浅，左侧闭眼不全，眼裂约2 mm。

1. 诊断

（1）中医诊断：面瘫（气虚血瘀）。

（2）西医诊断：面神经炎。

2. 治疗

（1）取穴：

1）健侧取穴：足三里（温针灸）、上巨虚（温针灸）、后溪、合谷、中渚、内庭、太冲、列缺、颧髎、颊车、人中、承浆、下关。

2）患侧取穴：太阳（温针灸）、牵正（温针灸）、翳风、地仓。

（2）操作：火针治疗，用细火针烧至白亮，取患侧穴位，每次取3～5穴，刺入1～2分，针口用万花油涂抹以防感染，并嘱患者患处接触水后，及时用万花油涂抹，隔日治疗1次。中药配合口服补阳还五汤加减；患侧口腔黏膜处放血隔日1次。

3. 效果

针刺治疗10次为1个疗程，经2个疗程治疗，患者眼睛闭合正常，额纹、鼻唇沟基本恢复，用力鼓腮时口角稍歪向右侧，吃东西左侧不留食物，临床治愈。

【按语】

该病属顽固性面瘫，治疗上以扶持正气为主，后期治疗以健侧取穴为主，忌过度刺激患侧穴位。久病局部气血亏虚，以温针灸可补益气血、温通血脉。火针可温通局部气血，久病必瘀，刺其血络，使瘀血尽出，可疏通局部气血，以助肌力恢复。配合治疗，可收良效。

第十三章　眩晕（椎－基底动脉供血不足）

一、概述

椎－基底动脉供血不足是由于血液黏稠度异常、颈动脉受压、脑动脉粥样硬化等多种原因导致椎－基底动脉狭窄或闭塞而导致脑干、小脑或枕叶皮层的缺血，是以发作性眩晕为主要临床表现，伴有呕吐、耳鸣、平衡障碍、眼球震颤、四肢无力、半身感觉障碍等症状的临床综合征。

椎－基底动脉供血不足性眩晕属于祖国医学"眩晕"的范畴，是以自觉头晕眼花或视物旋转动摇为主症的病证。症轻者发作短暂，平卧或闭目片刻即安；症重者如乘舟车，旋转起伏不定，以致难于站立，或伴恶心、呕吐、自汗，甚至昏倒。本病的发生常与忧郁恼怒、饮食不节、肾精不足、气血虚弱等因素有关。本病病位在脑，与肝、脾、肾相关。基本病机是风、火、痰、瘀扰乱清窍，或气血虚弱、髓海不足，清窍失养。

二、诊断标准

1．中医诊断标准

中医诊断标准参考《中医内科常见病诊疗指南·中医病证部分》[①]，同时结合《实用中医内科学》（第二版）[②]。

（1）头晕目眩，视物旋转，轻则闭目即止，重者如坐舟船，甚则仆倒。

（2）可伴恶心呕吐、眼球震颤、耳鸣耳聋、汗出、面色苍白等。

（3）起病较急，常反复发作，或渐进加重。

2．西医诊断标准

西医诊断标准参考《眩晕》（第 2 版）[③]，并结合《中国后循环缺血的专家

---

① 中华中医药学会发布：《中医内科常见病诊疗指南·中医病证部分》，中国中医药出版社 2008年版。

② 王永炎、严世芸主编：《实用中医内科学》（第二版），上海科学技术出版社 2009 年版。

③ 粟秀初、黄如训主编：《眩晕》（第 2 版），第四军医大学出版社 2008 年版。

共识》① 有关内容。

（1）眩晕为发作性视物旋转感或自身旋转感、晃动感，不稳感，多因头位或（和）体位变动而诱发。

（2）眩晕同时或伴有其他脑干等一过性缺血的症状，如眼征（黑蒙、闪光、视物变形、复视等）、内耳疼痛、肢体麻木或无力、猝倒、昏厥等。

（3）有轻微脑干损害体征，如角膜和（或）咽部反射减退或消失，调节和（或）辐辏障碍，自发性或转颈压迫一侧椎动脉后诱发的眼震以及阳性的病理反射等。

（4）测血压，查血红蛋白、红细胞计数及行心电图、电测听、脑干诱发电位、颈椎 X 线摄片、经颅多普勒超声等检查有助于明确诊断。有条件者可做头颅 CT、MRI 或 MRA 检查。

（5）耳病、肿瘤、脑外伤、血液病、急性脑梗死、脑出血等引起的眩晕除外。

三、辨证分型

1．肝阳上亢证
眩晕，耳鸣，头目胀痛，口苦，失眠多梦，急躁易怒，舌红，苔黄，脉弦数。

2．痰湿中阻证
眩晕，头重昏蒙，或伴视物旋转，胸闷恶心，呕吐痰涎，食少多寐，舌苔白腻，脉濡滑。

3．瘀血阻窍证
眩晕，头痛，兼见健忘，失眠，心悸，精神不振，耳鸣耳聋，面唇紫暗，舌暗有瘀斑，苔薄白，脉涩或细涩。

4．气血亏虚证
眩晕动则加剧，劳累即发，面色㿠白，神疲乏力，倦怠懒言，唇甲不华，心悸少寐，舌淡，苔薄白，脉细弱。

5．肾精不足证
眩晕日久不愈，精神萎靡，腰膝酸软，少寐多梦，健忘，或遗精滑泄、耳鸣齿摇，或颧红咽干、五心烦热，舌红少苔，脉细数。

---

① 中国后循环缺血专家共识组：《中国后循环缺血的专家共识》，载《中华内科杂志》2006 年第 9 期，第 786－787 页。

四、针灸治疗

（一）针刺方法

1. 治法

定眩止晕，实者平肝风，清肝火，祛痰化瘀；虚者补益气血，滋养肝肾；本虚标实应补泻兼施。

2. 取穴

（1）主穴：百会、风池、完骨、天柱、神庭、悬钟。

（2）实证：加内关、太冲。

（3）虚证：加足三里、三阴交。

（4）配穴：肝阳上亢者，加太溪、肝俞；痰湿中阻者，加丰隆、中脘、阴陵泉；瘀血阻窍者，加血海、膈俞；气血亏虚者，加气海、关元；肾精不足者，加肾俞、肝俞、太溪。

3. 方义

眩晕病位在脑，脑为髓之海，督脉入络脑，百会穴居巅顶，为诸阳经及足厥阴的交汇点，联系脑部，针刺百会穴可清利脑窍而定眩。风池穴为足少阳胆经和阳维脉交会穴，一穴通多经，阳维脉维系诸阳经脉，胆气升则气机生发，气血能够输注于人体头部，刺激风池穴可以平肝息风、疏调头部气机、清利头目、止眩晕。完骨穴为足少阳胆经穴位，具有清脑通窍、祛风清热、通络宁神的功效。天柱穴为足太阳膀胱经穴，取之可清利头目、通经活络。神庭穴位于头部，局部取穴，同时为督脉穴位，督脉入络脑，具有疏调头部气机之效；悬钟为髓之会，《难经疏》云"髓病治此"，又足阳明与足少阳经都循行到头部，与脑部联系密切，故悬钟亦为止晕要穴。

4. 操作

常规消毒后，从神庭穴向上星穴平刺，从百会穴向下神聪穴平刺，进针深度均为 1.2～1.5 寸；风池向鼻尖方向斜刺 0.5～0.8 寸，从完骨穴垂直皮肤刺 0.5～0.8 寸，从天柱穴向下斜刺 0.5～0.8 寸或直刺，均施以捻转补法，得气后留针 30 分钟。其间行针两次，行针时间约 1 分钟左右，针刺手法以捻转提插补泻法，补虚泻实。百会穴、足三里、三阴交用温针灸法。留针期间，将 2 cm 长的艾炷点燃后将艾炷插入针柄，共灸 2 柱。在此过程中，医者需采取一定的保护措施，以防火星掉落烫伤患者皮肤。以上针灸治疗留针 30 分钟，每日 1 次，10 次为 1 个疗程。每疗程间隔 3～5 日。

61

（二）其他疗法

1. 耳穴压豆

选择肾、神门、枕、内耳、皮质下用王不留行籽进行耳穴压豆，两耳交替，每5天1次。

2. 穴位注射法

虚证选穴：足三里、三阴交。用当归注射液进行穴位注射，每次1～2 mL，隔日1次。

3. 压灸百会疗法

在百会穴上涂少量万花油，用黄豆大艾炷直接灸至患者感到灼热时，医者以压舌板用力压灭艾炷，使热力缓缓透进百会穴内并向四周放射，连灸5壮，如图13-1所示。

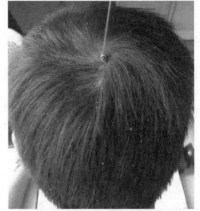

图13-1 压灸百会疗法

五、功能锻炼

1. 推头

（1）用双手各四只手指腹侧，从前发际推至大椎穴，在百会穴、大椎穴处加大力度点按。

（2）推头部两侧的足少阳胆经，自前发际推到后发际，着重推其中的风池穴。

（3）用四指分抹前额，从印堂至太阳穴。每部位各推5分钟。

2. 推背

（1）用四指从上向下推脊椎两侧足太阳膀胱经，先推离脊椎1.5寸处，后推离脊椎3寸处。

（2）点按肾俞、命门穴。每条经线推5分钟，每穴点按18次。

3. 揉腹

用右手贴于腹部，左手覆盖于右手上，用掌顺时针揉摩整个腹部约5分钟。

4. 点穴

用按揉法对上述诸穴进行点按，每次4穴，也可用按摩器点阵。

六、典型案例

李某，女，45岁，职工，因反复头晕半年，加重3天于2020年3月19日初诊。患者半年前因工作压力大出现头晕、头胀痛，曾在当地医院治疗，具体用药不详，症状反复。3天前因工作繁忙症状加重前来就诊。

症见：头晕，头痛而胀，视物旋转，耳鸣，烦躁易怒，面部轰热，纳尚可，眠差，舌红，苔薄黄，脉弦细。

查体：血压130/70 mmHg。

1. 实验室检查

TCD结果显示：椎基底动脉供血不足。头颅MRI结果显示：右椎动脉纤细。

2. 诊断

（1）中医诊断：眩晕。证型：肝阳上亢。

（2）西医诊断：椎基底动脉供血不足。

3. 治疗

（1）治法：平肝潜阳，定眩止晕。

（2）针灸取穴：百会、风池（双）、神庭、内关（双）、悬钟（双）、太冲（双）、太溪（双）。

（3）操作：上述穴位平补平泻，得气后留针30分钟，百会穴加艾段温针灸，拔针后行耳尖放血疗法。

4. 效果

治疗结束后，患者头晕、头痛减轻。

治疗3次后，患者诉头晕头痛、耳鸣较前明显减轻，血压、睡眠较前明显好转。效不更穴。

巩固治疗10次后，患者精神状态佳，诉无头晕头痛、耳鸣。随访半年无复发。

【按语】

眩晕病位在脑，脑为髓海，百会穴居巅顶，为诸阳经及足厥阴的交汇点，联系脑部，针刺百会穴能清利脑窍而定眩。风池穴为足少阳胆经穴，为足少阳胆经与阳维脉交会穴，一穴通多经，胆经属木，其气升发，故针刺风池穴升发阳经之气，平肝息风，使气血上行于脑，眩晕渐消。神庭位于头部，近部取穴，疏调头部气机。内关为八脉交会穴，通阴维脉，有疏肝理气、平肝潜阳的作用。悬钟为髓之会，《难经疏》云"髓病治此"，又足阳明与足少阳经都循行到头部，与脑部联系密切，故悬钟亦为止晕要穴。太冲穴为肝经腧穴、原穴，能够泻肝火，太溪穴乃肾经原穴，能够滋阴益肾，二穴合用，能滋水涵木、平肝潜阳。耳尖放血疗法既有刺络疗法的功效，又有耳尖穴的特定疗效，所以将耳尖放血疗法用于肝阳上亢型眩晕，能起到平肝潜阳、活血通络、促进脑部血流的作用。

第十四章 中风病（脑血管意外及后遗症）

中风病是由于气血逆乱，导致脑脉闭阻或血溢于脑，以半身不遂、肢麻、舌蹇，甚至突然昏仆等为主要临床表现。本病患者多在中年以上。因本病发病骤然、变证多端、变化迅速，犹如风之善行而数变，若暴风之急速，故类比而名"中风"，又称"卒中"。本病发病前多有头晕、头痛、肢体麻木等先兆症状。本病治疗以石学敏院士创立的醒脑开窍针刺法为主要治疗方法。

第一节 中风先兆

一、诊断

综合古今临床医家的经验，结合现代医学的若干理化检查指标，根据1986年中华医学会第二次全国脑血管病学术会议第三次修订的《各类脑血管疾病诊断要点》进行诊断。

凡年龄在40岁以上，具备以下主要指标中一项、次要指标三项以上，或主要和次要指标各两项以上者，可确诊为中风先兆（排除鉴别诊断中的疾病，CT无梗死或出血表现）。

1. 主要指标

近期内出现"一过性"下列症状，并有反复发作的趋势，或下列症状持续超过24小时，但在3周内恢复者。

（1）偏身肢体麻木，感觉障碍或偏身汗出。

（2）肢体无力、瘫痪口渴。

（3）眩晕、头痛。

（4）视觉异常、偏盲或单眼全盲。

（5）舌强言謇，吞咽困难。

（6）跌倒发作。

2．次要指标

（1）血液流变学检查三项以上指标异常。

（2）高血压病史。

（3）糖尿病史。

（4）心脏病史。

在诊断中应除外下列疾病：颈椎病，内耳性眩晕，偏头痛，局灶性癫痫、癔症，慢性硬膜下血肿，青光眼，脑梗死或脑出血以及大动脉炎。

二、辨证分型

1．肝阳上亢型

（1）病因病机：年过四旬，肾阴不足，所愿不遂，肝气不舒、恼怒气急、肝气冲逆，下虚上实，肝风内动，发为本病。

（2）证候特征：烦躁易怒、面赤口苦，眩晕头胀，耳鸣肢麻、舌强阵作、舌赤苔黄，脉弦数或弦硬，多有高血压、动脉硬化病史。

2．肝肾阴虚型

（1）病因病机：早婚多育，房事不节，肝肾亏损，水不涵木，虚风时动，而为本病。

（2）证候特征：体衰神疲，头昏目花，健忘多寐，动作困顿，表情淡漠，腰腿软弱或昏仆，甚至尿便失控，言语不清，舌暗苔少，脉多弦细无力。多有脑动脉硬化成脑萎缩、糖尿病史。

3．气虚血瘀型

（1）病因病机：素体不足，烦劳过度，或因过怒过喜，气血逆乱，或因内损外伤，经脉不畅，气血郁阻，血脉闭塞而为本病。

（2）证候特征：时发现肢体麻木，肢痛、膝痛游走不定。或胸闷、短气、胸痛频发，或偏头痛，时有失明。舌多暗或有瘀斑，脉多结代或沉迟。多有冠心病、风心病或外伤史。

4．痰湿阻络型

（1）病因病机：嗜食脂腻，饮酒吸烟，体胖腹厚，痰湿内生，气痰上阻，脑窍时闭，则为本病。

（2）证候特征：体胖肢重，嗜睡多卧，头沉肢麻，时发语塞及手足失用，舌胖齿痕，苔腻而滑，脉沉滑或弦而少力。多有高脂血症或糖尿病史。

上述四型可兼而见之，临床表现为时发时止，或时轻时重，成为虚实夹杂、本虚标实证。病机特点是内风时动而时息，神窍时蒙而未闭。虽病因不同，四型的病机转归是一致的。

三、治疗

1. 原则
醒脑开窍、息风防闭。

2. 针刺治疗

（1）取穴：

1）主穴：内关、人中、印堂、上星透百会、风池。

2）副穴：上肢麻木无力者，加极泉、尺泽；下肢麻木无力者，加委中、三阴交。

3）配穴：阴虚阳亢者，加复溜（补）、太冲（泻）；气虚血瘀者，加气海（补）；痰湿阻络者，加丰隆（泻）；肝肾亏损者，加太溪（补）。

（2）操作：

1）内关：直刺入 1～1.5 寸，行捻转提插泻法 1 分钟，针感直达指端。

2）人中：向鼻中隔下斜刺 0.5 寸，行雀啄泻法，以眼球湿润为度。

3）印堂：雀啄手法直刺 1 分钟。

4）风池：刺向对侧鼻孔方向，入 1 寸，施小幅度，高频率捻转 1 分钟。

5）极泉、尺泽、委中：行提插泻法，使肢体抽动 1 次，针感达肢端为度。

6）三阴交：行提插补法，使下肢抽动 1 次。

（3）疗程：15 次为 1 个疗程，每日 1 次，连续 2 个疗程。

（4）注意事项：治疗期间患者应以休息、治疗为主，禁房事、忌烟酒、保持情绪稳定。

第二节　中风急性期

一、诊断

1. 中医诊断标准
中医诊断标准参考中华全国中医学会内科学会 1986 年于泰安市制定的《中风病中医诊断、疗效评定标准》进行诊断。

（1）主症：半身不遂，口舌歪斜，神志昏蒙，舌强言謇或不语，偏身麻木。

（2）急性起病。

（3）发病多有诱因，未发前常有先兆症状。

（4）好发年龄多在 40 岁以上。

具有主症两个以上，急性起病，病程在两周之内（中脏腑最长不过一个月），结合舌、脉、诱因、先兆、年龄等方面的特点即可确诊为中风病急性期。

2. 西医诊断标准

西医诊断标准参考 1986 年中华医学会第二次全国脑血管病学术会议第三次修订的《各类脑血管疾病诊断要点》，并根据 CT 结果进行诊断。

二、辨证分型

中风病急性期辨证，首先应辨明病之深浅、轻重。中医学根据病之在络、在经、在腑、在脏来判定病位深浅和病情轻重，并将此作为中风病的一种分类方法，而且可以此来确定中风病的转归及预后。

1. 中络

偏身或一侧手足麻木，或兼有一侧肢体无力，或兼有口舌歪斜，无明显肢体瘫痪。

2. 中经

以半身不遂、口舌歪斜、舌强言謇或不语、偏身麻木为主症，而无神志昏蒙。

3. 中腑

以半身不遂、口舌歪斜、舌强言謇或不语、偏身麻木、神志恍惚或迷蒙为主症。

4. 中脏

神昏不醒，半身不遂，口舌歪斜，舌强言謇或不语。

在临床上，常按有无神志昏瞀而概分为中经络和中脏腑。中经络者无神昏见症，病较轻浅；中脏腑者必有神昏见证，病较深重。中腑者神昏主要表现为意识蒙眬、思睡或嗜睡，神志障碍较轻；中脏者则表现为昏迷不醒，神志障碍严重。另外，络、经、腑、脏见证的动态变化可以反映病势的逆顺及预后。顺此序（络、经、腑、脏）变化者病情为逆，预后多差。逆此序变化者病情为顺，预后多好。

三、中风急性期常见证型

1. 中经络

（1）肝阳暴亢，风火上扰。

1）病因病机：本证多由忧思郁闷，情志不舒，肝气郁结化火，耗血伤阴，肝失所养，肝阳上亢；或暴怒愤忿，肝阳亢张，过极化火，风阳内动，气血逆乱，奔走于上，致窍闭神匿，发为中风。

2）证候特征：半身不遂，口舌歪斜，舌强言謇或不语，偏身麻木，眩晕头痛，面红目赤，口苦咽干，心烦易怒，便干尿赤，舌质红或红绛，舌苔薄黄，脉弦有力。

（2）痰热腑实，风痰上扰。

1）病因病机：肝阳亢盛，或素体热盛，加之平素饮食不节、嗜酒过度，致中焦运化失司，气机升降失常，湿聚成痰，痰郁从阳化热、浊阴不降则为腑实，阳化风动挟痰上扰，蒙蔽清窍，发为中风。

2）证候特征：半身不遂，口舌歪斜，舌强言謇或不语，偏身麻木，腹胀，便干便秘，头晕目眩，咯痰或痰多，舌质暗红，苔黄或黄腻，脉弦滑或偏瘫侧弦滑而大。

（3）阴虚风动。

1）病因病机：酒色房劳过度，或久病失养，耗伤真阴，致肝肾阴亏，水不涵木，肝阳上亢。复因五志过极、饮食劳倦等诱因所加，使风自内生，风阳上扰神明，窍闭神匿，而为本证。

2）证候特点：半身不遂，口舌歪斜，舌强言謇或不语，偏身麻木，烦躁失眠，眩晕耳鸣，五心烦热，舌质红绛或暗红，少苔或无苔、脉细弦或弦细数。

2. 中脏腑

（1）闭证。

1）病因病机：肝阳暴亢，阳升风动，血随气逆而奔走于上，蒙蔽清窍。或素体阳盛，风火相煽，痰热内闭清窍；或素体阳虚，痰湿偏盛，内风挟痰湿阴邪闭阻清窍，致窍闭神匿，神不导气。

2）证候特征：猝然昏仆，不省人事，头痛项强，喉中痰鸣，口噤不开，两手握固，二便闭塞，肢体强硬。或见有面赤身热，气粗口臭，躁扰不宁，舌苔黄腻，脉弦滑而数；或见有面白唇暗，静卧不烦，四肢不温，痰涎壅盛。舌苔白腻，脉象沉滑或缓。

（2）脱证。

1）病因病机：素体阳虚气弱，瘀血，痰浊上犯清窍，致窍闭神匿、元神散乱，正气虚脱。

2）证候特征：猝然昏仆，不省人事，目合口张，鼻鼾息微，手撒尿遗，四肢逆冷，脉弦细弱或沉伏。若见冷汗如油、面赤如妆、脉微欲绝或浮大无根，则为真阳外越之危象。

四、治疗

1. 原则

以"醒脑开窍"为主，辅以滋补肝肾、疏通经络，回阳固脱。

2. 治疗方法

（1）取穴：

1）主穴：内关、人中、三阴交。

2）副穴：极泉、尺泽、委中。

3）配穴：肝阳上亢者，加太冲穴；风痰上扰者，加丰隆、风池穴；肝肾阴虚者，加太溪穴；吞咽困难者，加风池、完骨、翳风穴；手指握固不能屈伸者，加合谷穴；言语謇涩或失语者，加金津、玉液穴或上廉泉穴；脱证者，加灸神阙、气海、关元穴，其中呼吸衰竭者，可加刺气舍穴。

（2）操作：

1）内关：于双侧行捻转泻法1～3分钟。

2）人中：用雀啄泻法以患者眼球湿润为度。

3）三阴交：于患侧用提插补法使下肢抽动3次为度。

4）极泉、尺泽：用提插泻法使上肢抽动3次为度。

5）委中：用提插泻法使下肢抽动3次为度。

（3）疗程：以上穴位针刺必须达到手法量学标准，留针30分钟，每日1次，15次为1个疗程，每疗程间隔3～5日。

五、加强功能锻炼，预防关节畸形

对于一个瘫痪的患者而言，被动的功能锻炼，不但可改善其全身机能状态，而且可使瘫痪的肢体加速运动功能的恢复。因此，一方面，要鼓励患者主动活动；另一方面，每日对患者瘫痪肢体的关节和肌肉进行按摩。活动先从小关节开始，手足指、腕、踝、肘、膝依次进行，幅度由小到大，每个关节运动不少于200次。

第三节 中风稳定期

中风稳定期是指急性期过后两周至半年的一段时间。在稳定期，患者中脏腑所致的神昏不省症状已经消除，而以半身不遂、口舌歪斜、舌强言謇或不语、肢体麻木等中经络症状为主证。相对来讲，此期治疗跨越的时间较长，而且多为向后遗症期发展的过渡时期，并且患者自行恢复的可能性已很小。因此，此期的治疗对提高疗效、减轻或避免后遗症的发生较为关键。

一、诊断

中、西医的诊断标准基本同急性期，只是稳定期的病程为发病两周至半年。

二、辨证分型

稳定期患者主要表现为急性期过后的中经络症状。其病机特点多与急性期相似，即窍闭神匿。但患者已无中脏腑所致的神志异常，特别是经过急性期的治疗，窍闭渐开，病情已经轻缓。临床常见的辨证分型主要有以下三种。

1. 气虚血瘀

（1）病因病机：本证多因年迈体弱、元气已虚，复因中风瘀闭脑窍、致正气益虚。气虚不为血帅，血行不畅，瘀阻脉络而为此证。

（2）证候特征：半身不遂，偏身麻木，口眼歪斜，言语謇涩，面色晄白，气短乏力，口流涎，食欲不振，心悸自汗，小便频数或遗尿不禁，舌质暗淡，或唇舌瘀斑，脉沉细或细涩。

2. 阴虚阳亢

（1）病因病机：多因素体肝肾阴虚，水不涵木，肝阳上亢，风阳上扰清窍。经急性期治疗后，虽脑窍渐开，但阴虚阳亢，风阳上扰清窍犹存，故见本证。

（2）证候特征：半身不遂，偏身麻木，口眼歪斜，言语謇涩或失语，眩晕耳鸣，烦躁易怒，面红目赤，腰膝酸软，舌红，少苔或无苔，脉弦细数。

3. 风痰瘀血痹阻脉络

（1）病因病机：中风发病，多由风、痰、瘀血蒙蔽脑窍，痹阻经脉所致。如痰热腑实。风痰上扰，肝风内动，风火上扰，血之与气并走于上等致窍闭神匿。急性期过后，风痰蒙窍，瘀血痹阻脉络为恢复期的主要病机特点。

（2）证候特征：半身不遂，偏身麻木，口眼歪斜，舌强言謇，头晕目眩，舌质暗淡，舌苔薄白或白腻，脉弦滑。

三、治疗

1．原则

醒脑开窍，滋补肝肾为主，疏通经络为辅。

2．取穴

（1）主穴：内关、人中、三阴交。

（2）副穴：极泉、尺泽、委中。

（3）配穴：气虚血瘀者，加刺气海或关元，或针后加灸；阴虚阳亢者，加刺太冲、太溪；见痰瘀血痹阻脉络者，加刺丰隆、血海；头晕目眩、耳鸣者，加风池、完骨、天柱；足内翻者，加丘墟透照海。其他随症加减方法参见急性期治疗。

3．操作

（1）内关：于双侧行捻转泻法 1～3 分钟。

（2）人中：用雀啄泻法以患者眼球湿润为度。

（3）三阴交：于患侧用提插补法使下肢抽动 3 次为度。

（4）极泉、尺泽：用提插泻法使上肢抽动 3 次为度。

（5）委中：用提插泻法使下肢抽动 3 次为度。

4．疗程

以上穴位针刺必须达到手法量学标准，留针 30 分钟，每日 1 次，15 次为 1 个疗程，每疗程间隔 3～5 日。

第四节　中风后遗症期

患脑卒中半年之后，患者遗有肢体或语言、视力、听力等功能缺损的一般列为后遗症期。在祖国医学文献中，常将中风后遗症期描述为"肢体萎废""久瘫""偏枯""左瘫右痪""瘖"等。

一、诊断

1. 中医诊断标准

中医诊断标准参考《中风病诊断与疗效评定标准》① 中的相关规定。

2. 西医诊断标准

西医诊断标准参考《中国急性缺血性脑卒中诊治指南 2018》② 中有关急性缺血性脑卒中后遗症期的诊断标准。

二、辨证分型

1. 清窍郁闭型

（1）病因病机：饮食肥甘、痰湿内盛，或肝郁气滞、瘀血内停。内风虽息，清窍未通，故患有本症。

（2）证候特征：眩晕时作，视物不清，眼睑下垂或斜视、偏盲、耳鸣、耳聋、舌强、舌短，言语不清，时发咳呛。舌多晦暗，脉多弦数。

2. 筋脉失养型

（1）病因病机：风寒诱发，经络时疏或经脉拘急，或神气不行、气血瘀阻，经络不畅，络脉不通，日久经脉失养，则为本症。

（2）证候特征：偏头痛，颈项强痛，身痛或肩手疼肿，动则加重。肢体不利、举步艰难，久瘫不愈，足内翻、手拘挛，甚至肌肉萎缩，关节畸形。舌多淡红，脉多沉缓。

3. 精髓亏乏型

（1）病因病机：素体阴虚精少，肝肾不足，内风虽平，内损难复，神气衰亡，精髓益耗，筋骨失濡、脑髓失充，而为本症。

（2）证候特征：头昏昏然，健忘、善笑，步履艰难，动作迟钝，吞咽不利，小便失禁，大便不爽或数日一行，甚则寤寐不分、言语不伦、意志混乱、生活失常、性情乖僻。舌多瘦嫩，脉多细数。

上述类型，虽内风平息，但精亏液耗、窍闭不畅、神气不行而致窍蒙、肢废、神衰之证。

---

① 国家中医药管理局脑病急症协作组：《中风病诊断与疗效评定标准》，载《北京中医药大学学报（中医临床版）》1996 年第 1 期，第 55－56 页。

② 中华医学会神经病学分会：《中国急性缺血性脑卒中诊治指南 2018》，载《中华神经科杂志》2018 年第 9 期，第 666－682 页。

三、治疗

1. 原则
醒脑开窍，辅以通经活络、补益脑髓。

2. 治疗方法
（1）取穴：

1）主穴：内关、人中、三阴交。

2）副穴：风池、上星透百会、印堂。

3）配穴：①清窍郁闭型：失语者，点刺金津、玉液；吞咽困难者，配翳风、上廉泉；口角歪斜者，配面部足阳明经筋排刺；眼外斜者，配上晴明、攒竹；耳鸣、耳聋者，配耳门、听宫、听会；眼睑下垂者，配阳白。②筋脉失养型：上肢拘急者，配曲池、外关；手握固不伸者，配合谷透劳宫；握力欠佳者，配八邪；腕下垂者，加刺阳池；足内翻者，加刺阳陵泉、丘墟；下肢肌肉萎缩者，配足阳明经筋排刺。肌肉痉挛者，可于患肢尺泽、委中，局部阿是穴刺络放血，3～5天1次。

（2）操作：

1）内关：于双侧行捻转泻法1～3分钟。

2）人中：用雀啄泻法以患者眼球湿润为度。

3）三阴交：于患侧用提插补法使下肢抽动3次为度。

4）风池：刺向结喉1.5～2寸，施以小幅、高频捻转1～3分钟，印堂针向鼻根，透刺1寸，施以雀啄泻法至眼球湿润。

5）上星透百会：沿皮下刺1.5～2寸，施以小幅、高频捻转1～3分钟。

6）翳风：向喉结方向刺入2～2.5寸，捻转补法施术1～3分钟。

7）上廉泉：刺入1.5～2寸，使针感达舌根部。

8）金津、玉液：医生用手以消毒纱布或棉垫固定患者舌体，拉出并上翻，用三棱针刺入并快速转动针体，刺后令患者闭唇缩舌吸吮，使出血较多。

9）曲池，拱手取之，刺1.5寸，使针感达手指。

10）外关：刺1寸，使针感达手部。

11）阳池：刺入5分，施捻转平补平泻1分钟。

12）阳陵泉：刺入1.5～2寸，使针感达足趾，施捻转提插补法1分钟。

13）丘墟透照海：刺入2～2.5寸，针尖不透于皮外，但可触及，施捻转手法平补平泻1分钟。

14）合谷透劳宫：刺入2～2.5寸，施捻转泻法1分钟，针感达于全手，一般针后手指即可张开。

15）下肢足阳明经筋排刺：一般从足三里下 1～2 寸处起，间隔 1 寸，刺入 1 针，深 1～1.5 寸，排刺 4～6 支。

16）面部足阳明经排刺：从颊车至地仓，间隔 1 寸起，可刺 3～4 针，深 5～7 分。

本病病程日久，患者多表现为气血虚证，在醒脑开窍针法的基础上，临床治疗以健侧取穴为主，可选头皮针运动区、颞三针、灵骨、大白、中白、下白、足三里、肾关，患侧以温针灸法为主取曲池、外关、合谷、足三里、绝骨、三阴交、解溪、丘墟、足临泣，每取 3～5 穴。

以上两组针法交替进行治疗。

3．火针疗法

（1）取穴：肩髃、臂臑、曲池、外关、合谷、环跳、风市、阳陵泉、绝骨、太冲、百会、印堂、太阳、风池。

（2）操作：每次取 6～8 穴，将细火针置酒精灯上烧红至白亮，迅速刺入，每穴点刺 2～3 下，四肢刺入 3～5 分，头面刺入 1～2 分。

（3）疗程：隔日 1 次，15 次为 1 个疗程。

第五节　中风病假性延髓性麻痹

祖国医学中虽无假性延髓性麻痹之称，但古籍中的一些记载与之极为相似。

如《灵枢·忧恚无言》篇记载："咽喉者，水谷之道也。喉咙者，气之所以上下者也。会厌者，声音之户也。口唇者，声音之扇也。舌者，声音之机也。悬雍垂者，声音之关也。颃颡者，分气之所泄也。横骨者，神气所使，主发舌者也。"说明口舌咽喉部与饮食、发音、语言有密切关系，且三阴之经脉多循行至此。

临床有肝血肾精亏耗、经脉失于濡养而瘖而类噎者；有肝郁气滞、木旺克土加之元阳不足，釜底无薪致脾失健运，痰湿内蕴，闭阻颃颡而瘖而类噎者；也有肾亏于下、阳亢于上，水不涵木，肝风内动而瘖而类噎者。

《素问·脉解》篇云："所谓入中为瘖者，阳盛已衰，故为瘖也，内夺而厥，则为瘖痱，此肾虚也，少阴不至者，厥也。"所谓"搏阴则为瘖"，即内伤劳损致肾虚，肾虚导致"瘖"，可见肾虚是致"瘖"的主要原因，这同我们在临床上发现瘖痱多见于肾虚的中老年人的经验也相符。

曾有人将假性延髓性麻痹归类于"喉痹"，我们觉得似有不妥。《素问·阴阳别论》篇是这样描述喉痹的："一阴一阳结，谓之喉痹。"这里系指邪气结于厥阴、少阳二经之喉痹病，即临床上所见因风寒、风热之外邪侵袭造成的咽喉肿痛、吞咽不顺、声音低哑、阵咳声重等好似咽喉闭塞的症状。这与现代医学中的假性延髓性麻痹从病因病理及临床表现上是截然不同的，不能混为一谈。

从症状上分析，假性延髓性麻痹与《诸病源候论》叙述五噎中的"忧噎""思噎"与《肘后方》五膈中的"忧膈""恚膈"相近。所谓"忧膈""恚膈"是恚怒伤肝、忧思困脾造成的。

吞咽困难即吞咽时哽噎不顺、似噎又似膈而隔阻不通的症状。这些患者多有不同程度的情感异常。虽似"噎膈"又不同于叶天士所云"食管窄隘使然"之噎膈，所以人们以"类膈噎"冠之。

综上所述，我们认为假性延髓性麻痹应归属于祖国医学中"痦痱""类噎膈"。

一、治法

调神导气，滋补三阴，通关利窍。

二、取穴

（1）内关（双侧）、人中、风池（双侧）、完骨（双侧）、翳风（双侧）、三阴交（双侧）

（2）金津、玉液点刺放血。

（3）咽后壁点刺。

三、操作

内关、人中穴刺法按规范化醒脑开窍针刺法操作。风池穴、完骨穴、翳风穴针向喉结，震颤徐入2.0～2.5寸，施小幅度高频率捻转补法，即捻针柄转动90度，转速120～160次/分，如加凤凰展翅手法，感应更强，效果更佳。施手法1～3分钟，以咽喉麻胀为宜。翳风穴疼痛敏感者，可隔日1次或每周2次。

三阴交直刺进针1.0～1.5寸，行提插补法1分钟。金津、玉液位于舌底，患者张口伸舌后，术者迅速用舌钳或消毒餐纸将舌提起，暴露舌底部，用三棱针点刺金津、玉液，以出血1～2 mL为宜，出血量少于1 mL者效果差。

咽后壁点刺法。患者张口，用压舌板压住舌体，清楚暴露咽后壁，用3寸以上长针点刺双侧咽后壁。

四、疗程

首次治疗必须先刺内关、人中穴，以后每 2～3 天针 1 次；风池、完骨、三阴交穴每日 2 次，15 天为 1 个疗程。每疗程相隔 3～5 天。金津、玉液点刺放血及咽后壁点刺均每日 1 次，15 天为 1 个疗程。

第六节　中风病舌强失语

舌体失去柔和及运动功能障碍通常为假性延髓性麻痹的主要特征之一，中医称之为"舌强"，也是中风病常见的症状。舌强病机为清窍被蒙，神明散乱，机关不利，故出现舌强不语，舌体收缩，不能伸舌，也不能上卷舌体等症状。由于舌体的运动功能障碍直接影响患者的咀嚼、舌咽及发声，成为中风患者的一种疑难病症。

醒脑开窍针刺法成功地解决了舌强这一难证，临床上取得比较满意的治疗效果。

一、取穴

取内关、人中、三阴交、风池、翳风、完骨穴，仍按前文介绍的治疗常规进行。

二、操作

1. 内大迎穴

该穴位于下颌内前 1 cm，下颌骨内缘。针刺时用 2.0～2.5 寸 30 号毫针向舌根方向直刺 1.5～2.0 寸，针感达到咽喉舌根部胀、麻为宜，如向舌尖放射效果更佳。取双侧穴，施以小幅度高频率捻转补法，施术 1～3 分钟，每日 1 次，10 天为 1 个疗程，一般 1～3 个疗程即可见效。

2. 金津、玉液点刺放血

患者张口伸舌后，术者迅速用舌钳或消毒餐纸将舌提起，暴露舌底部。用三棱针点刺金津、玉液，以出血 2 mL 以上为宜，出血量少于 2 mL 者效果差。每日 1 次，10 天为 1 个疗程。对于促进舌体运动功能的恢复有明显疗效。

3. 舌面点刺

患者张口，术者用毫针快速点刺舌面十余下，以微见细小出血点为宜，每日1 次。

第七节　中风病手挛萎

手挛萎是中风后遗症的主要症状之一，也是中风致残的主要原因之一。

临床上所见中风后手挛萎为两种：一为痉挛性，即手拘挛以腕下垂、掌指关节屈曲、趾间关节僵硬、肌张力增高为特点；二为弛缓性，即手萎废不用，以手的肌张力低下或肌肉萎缩为特点。因中风病以上运动神经元损害为特点，故临床上中风病后遗症期以第一种为多见。

一、取穴

取内关、人中、三阴交、极泉、尺泽穴，按醒脑开窍针刺法的规范化要求取穴治疗。

二、操作

选取患侧合谷穴及上八邪穴。于第二掌骨桡侧中点取合谷穴后，以提插泻法先向后溪针刺，待患手四指由拘挛转为弛缓后，再向拇指、食指以提插泻法针刺，以手指抽动为度，然后向三间穴方向进针 1 寸，留针。八邪穴上 1 寸为上八邪，针刺入 0.5 ～ 1.0 寸，针尖指向指缝，行提插补法；以与针刺穴位相邻的两指抽动为度。

每日 1 次，每次行针 30 分钟，30 天为 1 个疗程，一般 1 ～ 2 个疗程即可见效。

祖国医学认为手挛缩是由窍闭神匿，神不导气，经络痹阻，气血不能濡养经脉所致。故取内关、人中意在调神治本；取合谷、上八邪意在疏通经络，行气活血以利腕指关节治标。

对中风后遗症的康复治疗，旨在把机体的功能损失限制到最低程度。手挛萎患者的病程一般较长，病久体虚，除了上述针法外，患者还应注意手指的功能锻炼，这样效果更好。

第八节　中风病的康复治疗

一、按摩与被动锻炼

对于早期卧床不起的患者，家人应为患者的瘫痪肢体进行按摩，预防肌肉萎缩，为患者的大小关节做屈伸膝、屈伸肘、弯伸手指等被动运动，避免患者的关节僵硬。稍能活动的患者可在他人的搀扶下坐在凳椅上进行提腿、伸膝和扶物站立等活动，以防止心血管机能减退。

二、逐渐走路并进行上肢锻炼

在上述阶段基本巩固后，患者可常进行一些扶物站立、身体向左右两侧活动、下蹲等活动，还可在原地踏步，轮流抬两腿，扶住桌沿、床沿等向左右侧方移动步行，一手扶人一手持拐杖向前步行。锻炼时，患者应有意使患肢负重，但要注意活动量应逐渐增加，掌握活动时间，不宜过度疲劳。同时，患者可做患侧上肢平举、抬高、上举等运动，以改善血循环，消除浮肿。平卧床时，患者可进行主动伸屈手臂、伸屈手腕，并拢、撑开手指，手抓乒乓球、小铁球等活动。

三、逐步加强功能锻炼，达到生活自理

在能自己行走后，患者走路时应将腿抬高，做跨步态，并逐渐进行跨门槛、在斜坡上行走、上下楼梯等运动，逐渐加长距离。下肢恢复较好的患者，还可进行小距离跑步等。对上肢的锻炼，主要是训练两手的灵活性和协调性，如自己梳头、穿衣、解纽扣、打算盘、写字、洗脸等，以及参加打乒乓球、拍皮球等活动，逐渐使患者日常生活能够自理。

四、动作锻炼

1. 洗脸动作

开始时用健手洗脸、漱口、梳头，以后逐步用患手协助健手。

2. 更衣动作

衣服宜宽大柔软，式样简单。穿衣时，先穿瘫痪侧，然后穿健侧；脱衣服时，先脱健侧，然后再脱患侧。穿裤子的动作顺序同穿上衣的一样。

3. 洗澡动作

最初应有人协助，淋浴或盆浴均可，洗澡时间不宜过长，逐渐增加次数，然后再逐渐让患者单独试行洗浴。

4. 进食动作

发病早期实行喂食，以后逐步试行自食；康复期以半流质饮食为宜，逐步向正常饮食过渡。吞咽困难者要用鼻饲进食，以后可带着鼻饲管练习自口进食。采用流质或糊状饮食，待进食无呛咳或返流时，方可去掉鼻饲管。

5. 排便训练

如有便秘、尿潴留或大小便失禁者，需给予相应处理。患者早期一般在床上排便，由家属协助或训练有关动作后，再由患者自理。

6. 家务劳动

在部分生活自理的基础上，患者可从事简单的家务劳动，如叠被、洗碗、开关门窗等活动，或在室外晒被、种花等。

五、典型病例

张某，男，58 岁，右侧肢体乏力伴语言不利 1 年余。

2020 年 6 月 10 日来诊，患者无明显诱因于 1 年前突发右侧肢体乏力伴语言不利，曾于某医院住院治疗。住院 MRI 检查结果显示，左侧基底节区多发性腔隙性梗死，诊断为"脑梗死"。经住院治疗后症状好转，出院后未做系统治疗，为求进一步治疗，遂来求治。患者仍觉右侧肢体乏力，行动不便，言语欠流利，纳可，二便调，舌质淡，苔薄白，脉沉细涩。

1. 检查

（1）体格检查：右侧肢体肌张力稍高，腱反射活跃，右侧上下肢肢体肌力为Ⅳ级。

（2）实验室检查：颅脑 MRI 结果显示，左侧基底节区多发性腔隙性梗死。

2. 诊断

（1）中医：中风——中经络（气虚血瘀）。

（2）西医：脑梗死后遗症。

3. 针灸治疗

（1）行醒脑开窍针刺法，按照中风后遗症期取穴原则取穴。

（2）交替使用头皮针及以健侧取穴为主，患肢予温针灸法，配合康复训练。

（3）火针取穴：肩髃、臂臑、曲池、外关、合谷、环跳、风市、阳陵泉、绝骨、太冲、百会、印堂、太阳、风池，均取患侧。每次选 6～8 穴。

以上疗法隔日 1 次，每 15 天为 1 个疗程。

4．效果

经过 3 个疗程治疗后，患者言语明显改善，肌力为 V 级。

【按语】

中风后遗症期患者多为气虚血瘀、筋脉失养，治当以醒脑开窍、补益气血、荣养筋脉为法，医者用醒脑开窍针刺法以醒神启闭，配以温针灸法温通血脉、补益气血。中风日久，患肢筋脉失养、肌肉痉挛，应以健侧取穴为主，患侧少刺或不刺，以免加重痉挛；行头皮针以改善局部脑循环，补益脑髓。针刺方法得当，亦可收到满意的治疗效果。

第十五章　痹证（风湿性关节炎）

一、概述

风湿性关节炎是一种人体因感受风寒湿邪而发生的一种慢性而反复急性发作的关节炎性疾病，主要表现为关节肿大、疼痛、屈伸不利等症状，是风湿病的主要表现之一。

风湿性关节炎的临床特点是痛无定处。该病多属于行痹。

二、病因病机

1. 病因

现代医学认为该病是风湿病的主要表现。而风湿病是一种常见的反复发作的急性或慢性全身性胶原组织炎症，主要以心脏和关节受累最为显著。所谓风湿热是指风湿病的急性期或慢性期活动阶段。临床表现以心肌炎和关节炎为主，伴有发热、毒血症、皮疹、皮下小结、舞蹈病等症状。患者急性发作后常遗留显著的心脏损害。风湿病的病因迄今尚未完全明了，但就临床、流行病学及免疫学等方面的一些资料分析，都支持 A 组溶血性链球菌感染与风湿病的发病有关。目前，人们也注意到了病毒感染与风湿病的发生亦有一定关系。而关节病理改变主要是关节滑膜及周围组织水肿，关节液中有纤维蛋白和颗粒细胞渗出，活动期过后不遗留任何关节畸形。

祖国医学认为，正气不足为该病发病的内在因素，而风、寒、湿、热为引起该病的外因，其中尤以风、寒、湿三者杂至而致病者属多。

2. 病机

（1）血虚风扰：素体衰弱，气血虚少，营卫不调，风邪乘虚而入，风血相搏而发病。

（2）湿郁化热：《儒门事亲》认为此病发作多在阴雨之时，凝水之地，或触冒风雨，寝处淫湿，湿邪侵袭后留滞经络，郁而化热，成为湿热痹证。

（3）风寒湿相搏：因气候变化无常，风寒袭人，或居处潮湿，涉水冒雨，风寒湿三气杂至，直入筋脉关节，相搏成痹。

三、辨病

（一）临床表现

1. 症状体征

发病前 1～3 周，约半数患者先有咽峡炎或扁桃体炎等上呼吸道感染症状，起病时周身疲乏，食欲减退，烦躁。典型表现为游走性的多关节炎，由一个关节转移至另一个关节，常对称累及膝、踝、肩、腕、肘、髋等大关节。局部呈红、肿、热、痛的炎症表现，但不化脓。部分患者为几个关节同时发病，手、足小关节或脊柱关节等也可波及。儿童患者症状多较轻微或仅局限于一两个关节，成人患者症状则比较显著。不典型者仅有关节酸痛而无其他炎症表现。急性炎症消退后，关节功能完全恢复，不遗留关节强直和畸形，但常反复发作。在关节炎症的同时，大部分患者有发热，以不规则的轻度或中度发热为多见，但亦有弛张型高热或持续性低热者。脉搏加快，大量出汗，往往与体温不呈正相关关系。部分患者尚可有腹痛、鼻衄、面色苍白等。

皮肤表现有两种：环形红斑和皮下小结。环形红斑常见于四肢内侧和躯干，为淡红色环状红晕，初时较小，以后迅速向周围扩大而中心消退，边缘略隆起，几个红斑可逐渐互相融合，形成较大的边缘不规则的圆圈。红斑时隐时现，可持续数月。皮下小结常位于肘、膝、踝、枕后、前额、棘突等骨质隆起或肌腱附着处，如豌豆大小，数目不定，质地较硬，与皮肤无粘连，无触压痛；存在时间不定，少至数日，多至数月，亦可隐而复现。皮肤表现在儿童身上较多见。

风湿性心肌炎是最严重的伴发症，也是整个风湿病最重要的临床表现。儿童风湿性关节炎患者中有 65%～68% 的患者伴发风湿性心肌炎。临床上可表现为心前区不适或疼痛、心悸、心动过速、心脏增大、心尖冲动弥散而微弱、胎心样心音、舒张期奔马律、多变性杂音、心律失常等心肌炎症状，也可出现心内膜炎、心包炎等症状，部分患者可出现心力衰竭。反复的风湿性心肌炎可造成慢性风湿性心脏病。因此，在治疗风湿性关节炎患者时，要充分认识到，心肌炎是远比关节炎本身更严重的疾病。就整个风湿病来说，风湿性心肌炎是治疗的重点。

其他较少见的伴发症还有风湿性胸膜炎、风湿性肺炎。儿童患者有时可伴发风湿性腹膜炎。少数患者可能伴发风湿性脉管炎，其中发生于脑动脉者可出现大脑供血不足而致偏瘫。极少数患者可伴发风湿性肾炎。

2. 实验室检查

一般检查可见白细胞总数轻度至中度增高，中性粒细胞稍增多，常有轻度贫血。尿常规可见少量蛋白和红细胞、白细胞。血清溶血性链球菌抗体测定：抗链球菌溶血素"O"、抗链激酶、抗透明质酸酶（亦称抗黏糖酶）均在正常数值以上。非特异性血清成分改变，血沉增快，C反应性蛋白阳性，黏蛋白增多。

　　诊断主要依靠临床表现，辅以实验室检查，常将各项征象分为主要表现和次要表现。主要表现为：游走性、多发性关节炎，心肌炎，皮下小结及环形红斑。次要表现为：发热、关节酸痛、实验室检查阳性、过去有风湿性关节炎病史。有两项主要表现，其中包括一项关节症状体征，或有一项主要表现加两项次要表现，其中至少有一项关节症状体征，即可诊断为风湿性关节炎。

四、辨证分型

1. 热邪偏盛型

　　关节红肿灼热，疼痛剧烈，活动不便，发热，恶风，多汗。渴喜冷饮，烦闷不安，小便黄赤。舌苔黄燥，脉数。

2. 湿热蕴蒸型

　　关节红肿、疼痛，身热不扬，头胀痛如裹。口渴不欲饮，多汗。舌苔黄腻，脉滑数或濡数。

3. 寒湿偏盛型

　　关节酸痛，酸多痛少，不肿或肿胀而不红不热，得热症减，遇寒加剧。不发热或微热，小便清长。舌苔薄白或白腻，脉弦紧或浮紧。

4. 气阴两虚型

　　关节疼痛微肿，心悸，气短，胸闷，自汗。舌体胖，舌质红，苔薄白，脉濡数或细数。

五、治疗

1. 针刺治疗

　　（1）治法：通痹止痛。以病痛局部穴为主，结合循经及辨证选穴。

　　（2）取穴：

　　1）主穴：风市、阿是穴、局部经穴。

　　2）配穴：行痹，加膈俞、血海；痛痹，加肾俞、腰阳关；着痹，加阴陵泉、足三里；热痹，加大椎、曲池；气阴虚，加气海、三阴交。

　　（3）方义：风市穴为足少阳胆经腧穴，运气为暑木，五行属木，六气为暑，为风邪的集散地，因此本穴禀足少阳暑木之精气，主祛风从四肢，为治疗风邪要穴，全身所有痛症，皆可取之。病痛局部循经选穴，可疏通经络气血，使营卫调和而风寒湿热等邪无所依附，痛痹遂解。风邪偏盛为行痹，取膈俞、血海以活血，遵从"治风先治血，血行风自灭"之义。寒邪偏盛为痛痹，取肾俞、腰阳关，益火之源，振奋阳气而祛寒邪。湿邪偏盛为着痹，取阴陵泉、足三里，健脾除湿。热痹者，加大椎、曲池，可泻热疏风、利水消肿。

（4）操作：以捻转提插补泻法为主，补虚泻实。寒痹、湿痹可加灸法。大椎、曲池可点刺出血。针刺治疗每日 1 次，10 次为 1 个疗程。每疗程间隔 3 ～ 5 日。

2．放血疗法

用皮肤针重叩背脊两侧和关节病痛部位，使出血少许，加拔火罐。亦可沿经络取瘀络放血，以疏通经络。

3．穴位注射法

采用当归、丹参、威灵仙等注射液，在病痛部位选穴，每穴注入0.5 ～ 1 mL，注意勿注入关节腔内。每隔 3 日注射 1 次。

4．火针疗法

（1）取穴：外关、风池、风市、膈俞、肾俞、脾俞、肝俞、阿是穴。

（2）操作方法：每次取 3 ～ 5 穴，将细火针置于酒精灯上烧红至白亮，迅速刺入，每穴点刺 2 ～ 3 下，刺入 1 ～ 2 分。隔日 1 次。5 次为 1 个疗程。

5．中药内服

（1）热邪偏盛型：

1）治法：清热解毒，疏风祛邪。

2）方药：白虎汤加减。

（2）湿热蕴蒸型：

1）治法：清热化湿，疏风通络。

2）方药：宣痹汤加减。

（3）寒湿偏盛型：

1）治法：散寒除湿，祛风通络。

2）方药：蠲痹汤加减。

（4）气阴两虚型：

1）治法：补气活血，滋阴通络。

2）方药：生脉散加减。

六、预防与护理

1．预防上呼吸道感染

慢性扁桃体炎反复发作者应切除扁桃体。

2. 急性期

急性期患者一般应卧床休息，注意保暖。无心脏伴发症者，血沉正常后即可下床活动；伴有风湿性心脏病者，急性期症状消失，血沉正常后，仍需继续卧床4～8周。

3. 发热期

发热时予以流质饮食，退热后予以半流质或软质饮食，补充足量的B族维生素。

4. 护理关节

肿痛的关节应予以适当的保护及固定。

七、典型病例

黎某，女，65岁，初诊日期为2021年5月1日。

主诉：左膝关节酸痛6个月。

病史：患者6个月前感寒后出现左膝关节酸痛症状，四肢活动欠灵活，晨起最明显，关节无红肿，纳可，寐欠佳，二便调。

查体：舌淡，苔薄白，脉浮紧。

实验室检查：①血沉：25 mm/h；②抗链球菌溶血素"O"：500 IU/mL；③C-反应蛋白：16 mg/L。

1. 诊断

（1）中医诊断：痹证。证型：寒湿偏盛。

（2）西医诊断：风湿性关节炎。

2. 治疗

（1）治法：散寒除湿，祛风通络。

（2）针灸取穴：风市、阿是穴、内外膝眼、阳陵泉、阴陵泉、外关。

（3）操作：从阳陵泉向阴陵泉透刺，进针1.5～2寸，令针感向下放射；外关、阿是穴、内外膝眼用捻转提插泻法。留针30分钟，每日1次。火针治疗取风市、阿是穴、内外膝眼，隔日1次。

（4）中药：附子15 g（先煎）、牛膝30 g、鸡血藤30 g、土鳖虫20 g、独活15 g、路路通30 g、川芎10 g、红花10 g、炙甘草15 g，水煎服200 mL，每日一剂。

3. 效果

患者经5次治疗后酸痛减轻，治疗3个疗程后症状消失。随访半年，无复发。

【按语】

风湿性关节炎为较常见疾病，患者常有久居于寒冷潮湿之地的居住史。治疗上应嘱患者勿居于寒冷潮湿之地，注意保暖，针刺配合火针可温通局部气血、祛风除湿、通痹止痛，临床治疗有很好的效果。

第十六章　尪痹（类风湿性关节炎）

一、诊断

1. 中医诊断标准

中医诊断标准参考中华人民共和国中医药行业标准《中医病证诊断疗效标准》[①]。

尪痹病是由风寒湿邪客于关节，气血痹阻，导致小关节疼痛、肿胀、晨僵的疾病。

2. 西医诊断标准

西医诊断标准参考 1987 年美国风湿病学会修订的类风湿关节炎分类标准。有下述 7 项中 4 项者即可诊断为类风湿关节炎。

（1）晨僵至少 1 小时（≥6 周）。

（2）3 个或 3 个以上关节区的关节炎（≥6 周）。

（3）腕、掌、指关节炎或近端指间关节炎（≥6 周）。

（4）对称性关节炎（≥6 周）。

（5）皮下结节。

（6）X 线结果显示手部改变。

（7）类风湿因子阳性。

二、辨证分型

1. 风湿痹阻证

肢体关节疼痛、重着，或有肿胀，痛处游走不定，关节屈伸不利，舌质淡红，苔白腻，脉濡或滑。

2. 寒湿痹阻证

肢体关节冷痛，局部肿胀，屈伸不利，关节拘急，局部畏寒，得寒痛剧，得

---

① 国家中医药管理局编：《中医病证诊断疗效标准》，南京大学出版社 1994 年版。

热痛减，皮色不红，舌胖，舌质淡暗，苔白腻或白滑，脉弦缓或沉紧。

3．湿热痹阻证

关节肿痛，触之灼热或有热感，口渴不欲饮，烦闷不安，或有发热，舌质红，苔黄腻，脉濡数或滑数。

4．痰瘀痹阻证

关节肿痛日久不消，晨僵，屈伸不利，关节周围或皮下结节，舌暗紫，苔白厚或厚腻，脉沉细涩或沉滑。

5．气血两虚证

关节肌肉酸痛无力，活动后加剧，或肢体麻木，筋惕肉瞤，肌肉萎缩，关节变形，少气乏力，自汗，心悸，头晕目眩，面黄少华，舌淡，苔薄白，脉细弱。

6．肝肾不足证

关节肌肉疼痛，肿大或僵硬变形，屈伸不利，腰膝酸软无力，关节发凉，畏寒喜暖，舌红，苔薄白，脉沉弱。

三、治疗方案

（一）针灸疗法

1．针刺治疗

（1）治法：调理脏腑、通痹止痛。

（2）取穴：

1）主穴：中脘、下脘、水分、气海、关元、滑肉门、外陵。

2）配穴：行痹，加膈俞、血海；痛痹阻，加肾俞、腰阳关；着痹，加阴陵泉、足三里；热痹，加大椎、曲池；气血虚，加足三里、脾俞；肝肾不足，加肝俞、肾俞、太溪。

（3）方义：中脘、下脘、气海、关元为薄氏腹针引气归元，可调理脏腑，合用滑肉门、外陵以滑利关节、水分可利水消肿，病痛局部循经选穴，可疏通经络气血，使营卫调和而风寒湿热等邪无所依附，痛痹遂解。风邪偏盛为行痹，取膈俞、血海以活血，遵从"治风先治血，血行风自灭"之义。寒邪偏盛为痛痹，取肾俞、腰阳关，益火之源，振奋阳气而祛寒邪。湿邪偏盛为着痹，取阴陵泉、足三里健脾除湿。热痹者，加大椎、曲池可泻热疏风、利水消肿。

（4）操作：毫针泻法或平补平泻法。寒痹、湿痹，可加灸法。大椎、曲池，可点刺出血。局部穴位，可加拔罐法。腹针配合局部取穴可标本兼治，提高疗效。每日1次，留针30分钟，10次为1个疗程。每疗程间隔3～5日。

2．放血疗法

瘀血日久，疼痛较重，可取委中、尺泽穴放血，放血量以 10 ～ 20 mL 为宜。

3．穴位注射法

采用当归、风湿宁、威灵仙等注射液，取曲池、血海、足三里，每穴注入 0.5 ～ 1 mL，每次取 1 ～ 2 穴，每周 1 ～ 2 次。

4．温针灸法

取穴：足三里、曲池（湿热除外）。

5．火针疗法

（1）取穴：外关、风池、风市、膈俞、肾俞、脾俞、肝俞、阿是穴。

（2）操作方法：每取 3 ～ 5 穴，将细火针置酒精灯上烧红至白亮，迅速刺入，每穴点刺 2 ～ 3 下，刺入 1 ～ 2 分，如图 16 - 1 所示。隔日 1 次，10 次为 1 个疗程。

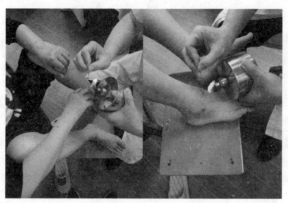

图 16 - 1　火针疗法

（二）辨证选择口服中药汤剂或中成药

1．风湿痹阻证

（1）治法：祛风除湿，通络止痛。

（2）推荐方药：羌活胜湿汤加减。

2．寒湿痹阻证

（1）治法：温经散寒，祛湿通络。

（2）推荐方药：乌头汤合防己黄芪汤加减。

3．湿热痹阻证

（1）治法：清热除湿，活血通络。

（2）推荐方药：宣痹汤合三妙散加减。

4. 痰瘀痹阻证

（1）治法：活血行瘀，化痰通络。

（2）推荐方药：小活络丹加减。

5. 气血两虚证

（1）治法：益气养血，活络祛邪。

（2）推荐方药：八珍汤合蠲痹汤加减。

6. 肝肾不足证

（1）治法：补益肝肾，蠲痹通络。

（2）推荐方药：独活寄生汤加减。

（三）调摄与护理

1. 心理调摄

帮助患者保持心情愉快，增强患者战胜疾病的信心。

2. 饮食起居调摄

忌食肥甘厚味及辛辣之品，禁饮酒；避风寒、慎劳累。

3. 护理

（1）活动期关节护理：病情活动期患者应注意休息，减少活动量，尽量将病变关节固定于功能位，如膝关节、肘关节应尽量伸直。

（2）缓解期关节功能锻炼护理：病情稳定时，患者应及时注意关节功能锻炼，如慢步走、游泳，锻炼全身关节功能；捏核桃或握力器，锻炼手指关节功能；双手握转环旋转，锻炼腕关节功能；骑自行车，锻炼膝关节；滚圆木、踏空缝纫机，锻炼踝关节等。

四、典型病例

陈某，女，68 岁，初诊日期为 2021 年 7 月 20 日。

主诉：四肢小关节疼痛 1 年余。

病史：患者 1 年前感寒后出现四肢小关节疼痛症状，晨僵，四肢活动欠灵活，晨起最明显，关节无红肿，纳可，寐一般，二便调。

查体：舌暗红，苔薄白，脉弦。

实验室检查：①血沉：30 mm/h；②C 反应蛋白：20 mg/L；③类风湿因子：32 IU/mL。

1. 诊断

（1）中医诊断：尪痹。

（2）西医诊断：类风湿性关节炎。

2．治疗

（1）治法：活血通络止痛。

（2）针灸治疗：

1）取穴：中脘、下脘、水分、气海、关元、滑肉门、外陵、太冲、血海、足三里（温针灸）、曲池（温针灸）。

2）操作：留针30分钟，每日1次，10次为1个疗程。

（3）火针治疗：

1）取穴：外关、风池、风市、膈俞、肾俞、脾俞、肝俞、阿是穴。

2）操作：每取5～8穴，将中粗火针置酒精灯上烧红至白亮，迅速刺入，每穴点刺2～3下，刺入1～2分。隔日1次。

（4）放血治疗：委中、尺泽穴放血，每周一次。

（5）口服中药：独活15 g、牛膝30 g、鸡血藤30 g、土鳖虫20 g、路路通30 g、川芎10 g、桃仁10 g、红花10 g、桑寄生30 g、细辛5 g、炙甘草5 g，水煎服200 mL，每日1剂。

3．效果

经治疗3个疗程，患者症状明显改善，疼痛缓解，嘱患者定期巩固治疗。

【按语】

类风湿性关节炎为难治性疾病，目前中医治疗以调理脏腑治本，疏通经络治标，用火针以温通局部气血，用放血疗法以泻瘀血，配合中药治疗可收良效。

第十七章　痛风（痛风性关节炎）

一、诊断

1. 中医诊断标准

中医诊断标准参考中华人民共和国中医药行业标准《中医病证诊断疗效标准》[①]。

痛风多以单个趾指关节卒然红肿疼痛，逐渐疼痛剧如虎咬，昼轻夜甚，反复发作为主，可伴发热、头痛等症。多见于中老年男子，可有痛风家族史。常因劳累、暴饮暴食、吃高嘌呤食物、饮酒及外感风寒等诱发。反复发作后患者可出现"块瘰"（痛风石）。患者血尿酸增高，发作期白细胞总数可增高。

2. 西医诊断标准

西医诊断标准参考中华医学会风湿病学分会《原发性痛风诊断和治疗指南》（2011 版）[②]。

1. 急性痛风性关节炎

急性痛风性关节炎是痛风的主要临床表现，常为首发症状。对于反复发作的急性关节炎、无症状的间歇期、高尿酸血症，对秋水仙碱治疗有特效的典型病例，目前多采用 1977 年美国风湿病学会制定的分类标准进行诊断，同时应与蜂窝织炎、丹毒、化脓性关节炎、创伤性关节炎、反应性关节炎、假性痛风等相区别。

2. 间歇期痛风

间歇期痛风为反复急性发作之间的缓解状态，通常无明显关节症状。此期的诊断有赖于既往急性痛风性关节炎反复发作的病史及高尿酸血症。

3. 慢性期痛风

反复急性发作多年，受累关节肿痛等症状持续不能缓解，皮下痛风石多于首

---

①　国家中医药管理局编：《中医病证诊断疗效标准》，南京大学出版社 1994 年版。

②　中华医学会风湿病学分会：《原发性痛风论断和治疗指南》（2011 版），载《中华风湿病学杂志》2011 年第 6 期，第 410－413 页。

次发作 10 年后出现，是慢性期的标志。

4. 肾脏病变

慢性尿酸盐肾病患者可出现夜尿增多、尿比重和渗透压降低、轻度红白细胞尿及管型、轻度蛋白尿等情况，甚至肾功能不全。此时应与肾脏疾病引起的继发性痛风相鉴别。

二、辨证分型

1. 急性发作期

（1）湿热蕴结证：发病急骤，局部关节红肿热痛，疼痛剧烈，病及一个或多个关节，多兼有发热、恶风、口渴、烦闷不安或头痛汗出，小便短黄，舌红，苔黄或黄腻，脉弦滑数。

（2）寒湿痹阻证：关节疼痛，肿胀不甚，局部不热，得温则舒，痛有定处，屈伸不利，或见皮下结节或痛风石，肌肤麻木不仁，舌苔薄白或白腻，脉弦或濡缓。

2. 间歇期

脾虚湿阻证：无症状期，或仅有轻微的关节症状，或高尿酸血症，或见身困倦怠，头昏头晕，腰膝酸痛，纳食减少，脘腹胀闷，舌质淡胖或舌尖红，苔白或黄厚腻，脉细或弦滑等。

3. 慢性痛风石病变期

（1）痰浊瘀阻证：关节疼痛反复发作，日久不愈，时轻时重，或呈刺痛，固定不移，关节肿大，甚至强直畸形，屈伸不利，痛风结石，或皮色紫暗，舌质淡紫或紫，苔厚腻，脉弦或沉涩。

（2）脾肾两虚证：病久屡发，神疲乏力，脘痞纳少，腰膝酸软，关节痛如被杖，局部关节变形，屈伸不利，昼轻夜重，或在指尖、跖趾、耳廓等处有痛风结石，舌质淡紫，苔薄白或白腻，脉细濡或沉或兼涩。

三、治疗方法

1. 针刺治疗

（1）治法：疏经活络，通痹止痛。取局部穴位为主，配合辨证选穴。

（2）取穴：

1）主穴：局部阿是穴。

2）配穴：湿热蕴结，配大椎、曲池；痰浊瘀阻，配公孙、血海；脾虚湿阻，配阴陵泉、足三里；脾肾两虚，配脾俞、肾俞、太溪。依据不同关节配穴，跖趾关节，配八风；踝关节，配申脉、昆仑；指间关节，配八邪、四缝；腕关节，配阳池、腕骨；膝关节，配膝眼、阳陵泉。

（4）方义：局部取用阿是穴，疏通经络气血力著，祛风清热利湿作用明显，可使营卫调和而风寒湿热等邪无所依附，痹痛遂解。

（5）操作：局部阿是穴施以齐刺、扬刺、输刺等，针后可令局部出血，每日1次。余穴用常规针刺。留针30分钟，每日1次，10次为1个疗程。每疗程间隔3～5日。

2．放血疗法

放血疗法有活血祛瘀、通络止痛的功效。取阿是穴，用三棱针或一次性针头刺入局部瘀络2～3分，放血5～10 mL，每周1次。急性期可每日或隔日1次。

3．火针疗法

（1）取穴：肝俞、脾俞、肾俞、膈俞、阿是穴。

（2）操作：每取3～5穴，将中粗火针置酒精灯上烧红至白亮，迅速刺入，每穴点刺2～3下，刺入1～2分，如图17－1所示。隔日1次，10次为1个疗程。

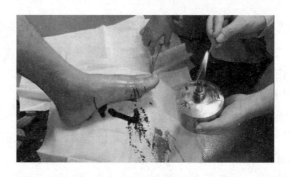

图17－1　火针疗法

4．耳针

取神门、内分泌、交感、对应部位。采用毫针刺法，或埋针法。

四、基础治疗

（1）急性发作期要卧床休息，抬高患肢，注意保护受累关节。

（2）低嘌呤饮食，禁酒限烟。

（3）饮足够的水，保持每天（24小时）尿量2000 mL以上。

（4）碱化尿液。

（5）避免受凉、劳累、外伤。

五、辨证论治

（一）急性发作期

1. 湿热蕴结证
（1）治法：清热利湿，通络止痛。
（2）推荐方药：三妙散合当归拈痛汤加减。

2. 寒湿痹阻证
（1）治法：温经散寒，除湿通络。
（2）推荐方药：乌头汤加减。

（二）间歇期

1. 脾虚湿阻证
（1）治法：健脾利湿，益气通络。
（2）推荐方药：防己黄芪汤加减。

（三）慢性痛风石病变期

1. 痰浊瘀阻证
（1）治法：活血化瘀，化痰泄浊。
（2）推荐方药：桃红四物汤和当归拈痛汤加减。

2. 脾肾两虚证
（1）治法：泄浊化瘀，调补脾肾。
（2）推荐方药：四君子汤和六味地黄丸加减。

六、护理调摄

1. 饮食调理
忌膏粱厚味，禁酒限烟，限制食盐和脂肪的摄入，饮食控制不仅包括注意食物种类的选择，还应注意量和热量的控制。

2. 生活调理
劳逸结合，注意保暖和避寒，鞋袜宽松，积极减肥，减轻体重。

3. 情志调理
避免过度劳累、紧张与激动，保持心情舒畅、情绪平和。

4．健康教育

避免使用抑制尿酸排出的药物，定期检测血尿酸值，以便调整用药和防止尿酸性结石。

七、典型案例

王某，男，38 岁，患者 1 年前因长期饮酒、食海鲜后，突然双足背及脚拇趾肿痛，难以入睡，局部灼热红肿。在当地医院诊断为痛风，服用非甾类消炎药及秋水仙碱后，5 天后疼痛缓解。此后因饮食不节，反复发作，自服塞来昔布胶囊等药止痛。近 3 月来服药后胃部疼痛不适。于 1 周前饮酒后发作，故来医院求助于中医治疗。

查体：精神疲倦，跛行，双足背及趾间关节以脚拇趾为甚，红肿刺痛，关节屈伸不利，肌肤色紫暗，以右侧为甚。舌质紫暗，苔薄黄，脉细涩。

实验室检查：血沉为 75 mm/h，血尿酸为 525 mmol/L。

1．诊断

（1）中医诊断：痛风。

（2）西医诊断：痛风性关节炎。

2．治疗

（1）治法：活血化瘀，清热化浊，消肿止痛为主。

（2）针刺选穴：取阿是穴、阴陵泉、三阴交、合谷、支沟、内庭、陷谷、血海进行针刺，以捻转提插泻法为主；阿是穴局部放血。火针取穴：脾俞、肾俞、肝俞、阿是穴。

（3）中药：四妙散合萆薢渗湿汤加减，含萆薢 15 g、薏米 30 g、黄柏 10 g、赤茯苓 10 g、牡丹皮 10 g、泽泻 10 g、滑石 10 g、通草 10 g、苍术 15 g、牛膝 10 g。5 剂，每日 1 剂，早晚饭后分服。

3．效果

治疗 5 天后，患者疼痛肿胀明显减轻。复诊以前，药加桃仁、泽兰继续服用 1 周，配合针刺治疗，患者不适症状消失，嘱患者继续巩固治疗 3 个疗程。随访半年未复发。

【按语】

痛风急性发作时，对患者局部放血可迅速起到消肿止痛的作用，有较好疗效。配合针刺、中药调理代谢可取得良效。

对于关节肿胀变形者，采用局部放血配合火针疗法可疏通局部经络、消肿止痛，有很好的治疗作用。火针点刺背俞穴可起到调理脏腑、改善代谢的作用。

治疗期间，患者要严格控制饮食，方可取得好的效果。

第十八章　癃闭（尿潴留）

一、概述

尿潴留是指膀胱内充满尿液而不能正常排出。按病史、特点可将尿潴留分为急性尿潴留和慢性尿潴留两类。急性尿潴留起病急骤，膀胱内突然充满尿液不能排出，患者十分痛苦。慢性尿潴留起病缓慢，病程较长，下腹部可触及充满尿液的膀胱，但患者不能排空膀胱，由于疾病的长期存在和适应，痛苦反而不重。

尿潴留相当于祖国医学中的癃闭，小便不利，点滴短少，病势较缓者称为"癃"；小便闭塞，点滴不通，病势较急者称为"闭"。病性本虚标实，病位在膀胱，与肝、脾、肺、肾、三焦等脏腑密切相关，膀胱气化不利是癃闭发生的基本病机。

二、诊断

1．中医诊断标准

中医诊断标准参考中华人民共和国中医药行业标准《中医内科病证诊断疗效标准》。

（1）小便不利，点滴不畅，或小便闭塞不通，尿道无涩痛，小腹胀满。

（2）多见于老年男性，或产后妇女及手术后患者。

（3）男性直肠指诊检查可有前列腺肥大，或膀胱区叩诊有明显浊音。

（4）进行膀胱镜、B 超、腹部 X 线等检查，有助于诊断。

2．西医诊断标准

西医诊断标准参考 2013 年出版的卫生部（现国家卫生健康委员会）"十二五"规划教材和全国高等医药教材建设研究会"十二五"规划教材《外科学》（第 8 版）[1] 中的尿潴留的临床表现及诊断标准。

（1）临床表现：急性尿潴留发病突然，膀胱内充满尿液不能排出，胀痛难

---

① 陈孝平、汪建平主编：《外科学》（第 8 版），人民卫生出版社 2013 年版。

忍，辗转不安，有时从尿道溢出部分尿液，但不能减轻下腹疼痛；慢性尿潴留多表现为排尿不畅、尿频，常有排尿不尽感，有时出现尿失禁现象。

（2）诊断标准：腹部检查时耻骨上区常可见半球形膨隆，可叩及膨大膀胱，叩诊呈浊音；按压膀胱时患者有明显尿意，尿意急迫，但排尿困难，尿量少或无尿；超声检查可以明确诊断。

三、辨证分型

1. 湿热下注

小便量少难出，点滴而下，甚或点滴不畅，小腹胀满，口干不欲饮，舌红，苔黄腻，脉滑数。

2. 肝郁气滞

小便突然不通，或通而不畅，胁痛，小腹胀急，口苦，多因精神紧张或惊恐而发，舌红，苔薄黄，脉弦。

3. 瘀血阻滞

小便滴沥不畅，或尿如细线，甚或阻塞不通，小腹胀满疼痛，舌质紫暗，或有瘀斑，脉涩。

4. 脾气虚弱

小腹坠胀，时欲小便而不得出，或量少而不畅，神疲乏力，食欲不振，气短声低，舌淡，苔薄，脉细。

5. 肾阳亏虚

小便不通或点滴不爽，排出无力，面色黄白，神气怯弱，畏寒肢冷，腰膝酸软无力，舌淡胖，苔薄白，脉沉细弱。

四、针灸治疗

1. 针刺治疗

（1）治法：调理膀胱，行气通闭。

（2）取穴：

1）主穴：关元、中极、水道、三阴交、阴陵泉。

2）配穴：湿热下注，配行间、曲池、阳陵泉；肝郁气滞，配太冲、内关、膻中；瘀血阻滞，配膈俞、血海、合谷；脾气虚弱，配脾俞、足三里；肾阳亏虚，配命门、肾俞或气海、太溪。

（3）方义：关元、中极均为任脉与足三阴经交会穴，而任脉与足三阴经所联系的脏腑功能失司均可致小便不利，故刺之可一穴调多经，通调肝、脾、肾三经之气以达通利水液之功。中极为膀胱经募穴，募治腑病，刺之可调膀胱之经气，助膀胱之气化。水道属足阳明胃经，刺之可通调胃经水液以助膀胱水液代谢。此三穴均位于下腹部，刺之可使针感直达膀胱之病所，故为调理膀胱经络、通利膀胱水液之重要穴位。三阴交乃肝、脾、肾三经交会穴，具有鼓舞三脏对膀胱的气化功能。阴陵泉为脾经合穴，健脾利湿，通利小便。诸穴诸法合用，调补脾肾，疏通经气，使小便自利。

（4）操作：嘱患者排尿后进行针刺治疗。关元透中极、曲骨，取2寸毫针，使针身呈15°角，以捻转泻法刺入关元穴并顺势透向中极、曲骨穴，待出现针感向外生殖器放射后将针身徐徐捻转稍提出，留针；水道（双侧）透曲骨，取3寸长针，使针身呈15°角，以捻转泻法刺入水道穴并顺势透向曲骨穴约 2 ～ 2.5寸深，待出现针感向外生殖器放射后将针身徐徐捻转稍提出，留针于穴中。三阴交、阴陵泉（双侧）均直刺 1 ～ 1.5 寸。配穴常规针刺，予平补平泻。虚证予艾灸，均予红外线照射腹部。留针 30 分钟，每日 1 次，10 次为 1 个疗程。每疗程间隔 3 ～ 5 日。

2. 其他治疗

（1）穴位贴敷：取吴茱萸 300 g、粗盐 50 g，加水 5 mL，加热至 50 ℃左右，或者取吴茱萸 50 g、白芥子 50 g、紫苏子 50 g、莱菔子 50 g、粗盐 200 g，用微波炉加热，热敷患者神阙穴（脐部及周围）15 分钟，连续治疗 2 次。

（2）耳穴压豆：肾、膀胱、肺、脾、三焦、交感、尿道等，每次选 3 ～ 5穴，嘱患者每日按压耳穴，每次 1 ～ 2 分钟，每日 3 ～ 5 次。

（3）腧穴热敏灸疗法：选穴为中极、关元、膀胱俞、肾俞、三阴交等。具体操作方法：进行回旋、雀啄、往返、温和灸四步法。先行回旋灸 2 分钟，温通局部气血；继以雀啄灸 1 分钟，加强敏化；循经往返灸 2 分钟，激发经气；再施以温和灸发动感传，开通经络。每天 1 次，10 次为 1 个疗程。

五、功能锻炼

1. 按揉法

患者取仰卧位，掌揉少腹，用掌根或掌面顺时针按揉少腹部 5 分钟。

2. 少腹部分法

用两手拇指螺纹面，由神阙开始，在少腹部行分法，由上至下，往返 1 ～2 遍。

3. 搓法

掌搓少腹部，以热为度。

4．点按穴位法

用拇指点按中极、气海、关元、足三里、三阴交，每穴 1～2 分钟。

六、典型案例

张某，女，25 岁，因"小便点滴不通 5 天"于 2018 年 7 月 10 日下午 5 点由家人陪同就诊。患者于 7 月 5 日上午 7 点分娩后，至下午 4 点，自觉排尿不畅，次日已点滴不通，反复多次导尿，拔尿管后仍尿潴留，虽采取了西药、中药、热敷、心理诱导等多种治疗手段，但均无效果。7 月 10 日仍如故。经产科医师介绍，患者前来就诊。

症见：小便点滴难出，脐腹胀满，精神萎靡，气短懒言，面色苍白，舌淡，苔薄，脉细弱。

1．诊断

（1）中医诊断：癃闭（脾气虚弱）。

（2）西医诊断：尿潴留。

2．治疗

（1）治法：健脾行气，利水通便。

（2）取穴：关元、中极、水道、三阴交、阴陵泉、足三里，双侧取穴。

（3）操作：嘱患者排空尿液后（留置尿管）进行针刺治疗。关元透中极、曲骨，取 2 寸毫针，使针身呈 15°角，以捻转泻法刺入关元穴并顺势透向中极、曲骨穴，待出现针感向外生殖器放射后将针身徐徐捻转稍提出留针于穴中；水道（双侧）透曲骨，取 3 寸长针，使针身呈 15°角，以捻转泻法刺入水道穴并顺势透向曲骨穴约 2～2.5 寸深，待出现针感向外生殖器放射后将针身徐徐捻转稍提出留针于穴中。三阴交、阴陵泉、足三里均直刺 1～1.5 寸，予平补平泻，得气后予温针灸。留针期间，将 2 cm 长的艾段点燃后插入针柄，待艾条燃烧完全后计为 1 段，总共燃 2 段。在此过程中，医者需采取一定的保护措施，以防火星掉落烫伤患者皮肤。予红外线照射腹部。间隔 10 分钟运针 1 次。

3．效果

治疗 1 次、拔尿管后，患者可自行排尿，但不通畅。治疗 2 次后，患者告愈，未再复发。

【按语】

针刺中极、关元、水道可在一定程度上调节膀胱局部的传入与传出神经，激发位于脊髓的初级排尿中枢从而达到调节膀胱功能，促排尿的目的。上述三穴选用透刺法即一针透两穴有其独特之意，关元透中极、曲骨属本经穴透刺，具有增加针刺强度、促进经气循经感传、提高通经顺气之作用。水道透曲骨属作用相近位置之穴位透刺，可集聚加强局部针感，提高针刺治疗作用。故透刺法可使三穴通利小便之功大增。三阴交为足三阴经交会穴，刺之可健脾利湿、补肾利水、疏肝理气以辅助膀胱气化。针刺三阴交可激发位于脊髓后根的骶髓排尿中枢，从而引起反射性排尿活动，进而缓解小便不利之症状。阴陵泉为脾经合穴，合治六腑，刺之可补脾祛浊、助膀胱通调水液。足三里健脾助运，补中益气。诸穴诸法合用，调补脾气，疏通经气，使小便自利。

第十九章　淋证（慢性前列腺炎）

一、诊断

1．中医诊断标准

中医诊断标准参考《慢性前列腺炎中西医结合诊疗指南》[1] 和《中药新药临床研究指导原则：试行》[2]。

（1）表现为不同程度的尿频、尿急，尿不尽感，尿道灼热，于晨起、尿末或大便时尿道偶有少量白色分泌物流出，会阴部、外生殖器、下腹部、腰骶等部位坠胀、疼痛不适。

（2）好发于青壮年，易于复发。

2．西医诊断标准

西医诊断标准参考《吴阶平泌尿外科学》[3]《前列腺炎诊断治疗指南（试行版）》[4]《慢性前列腺炎中西医结合诊疗指南》。

（1）表现为不同程度的尿频、尿急，尿不尽感，尿道灼热，尿道滴血，会阴部、外生殖区、下腹部、腰骶等部位坠胀、疼痛不适。

（2）前列腺触诊：腺体饱满，或软硬不均，或有炎性结节，或质地较韧，可有局限性压痛。

（3）慢性前列腺炎症状评分表（NIH‑CPSI）。

（4）好发于青壮年，易复发。

（5）EPS 检查白细胞 ≥10 个/HP，或正常（IIIb 型）。

---

① 张敏建等：《慢性前列腺炎中西医结合诊疗指南》，载《中国男科学杂志》2023 年第 1 期，第 3 - 17 页。

② 郑筱萸主编：《中药新药临床研究指导原则：试行》，中国医药科技出版社 2002 年版。

③ 吴阶平主编：《吴阶平泌尿外科学》，山东大学出版社 2004 年版。

④ 中华医学会泌尿外科分会：《前列腺炎诊断治疗指南（试行版）》，载《中华医学信息导报》2006 年第 22 期，第 19 页。

二、辩证分型

1. 湿热下注证

小便灼热涩痛，尿频尿急。伴尿黄短赤、尿后滴沥，小便白浊，阴囊潮湿，心烦口干，口臭脘痞。舌苔黄腻，脉滑实或弦数。

2. 气滞血瘀证

会阴部或外生殖器区、下腹部或耻骨上区、腰骶及肛周疼痛、坠胀。伴尿后滴沥，尿刺痛，小便淋漓不畅。舌质暗或有瘀点、瘀斑，脉弦或涩。

3. 肝气郁结症

会阴部或外生殖器区，或下腹部或耻骨上区，或腰骶及肛周坠胀不适，以上部位似痛非痛，精神抑郁。伴小便淋漓不畅，胸闷善太息，性情急躁焦虑，疑病恐病。舌淡红，脉弦。

4. 肾阳亏虚证

畏寒怕冷，腰膝疲软或酸痛。伴尿后滴沥，精神萎靡，阳痿或性欲低下。舌淡，苔薄白，脉沉迟或无力。

5. 湿热瘀阻证

尿频、尿急、尿痛，排尿困难，会阴或肛门坠胀不适或疼痛。伴尿不尽、尿有余沥、尿黄、尿道有灼热感，口苦口干，阴囊潮湿。舌红，苔黄腻，脉弦数或弦滑。

6. 肝肾阴虚证

腰膝酸软或酸痛，五心烦热，失眠多梦。伴小便白浊或短赤。舌红少苔，脉细或细数。

三、治疗方案

（一）针灸治疗

1. 基本治疗

（1）治法：清利下焦，健脾补肾。取任脉穴为主。

（2）取穴：

1）主穴：关元、会阴、太溪、三阴交。

2）配穴：湿热下注，配中极、秩边透水道；脾虚气陷，配脾俞；肾气不足，配肾俞。

（3）方义：关元为任脉与足三阴经的交会穴，会阴为任、督二脉交会穴，均为局部取穴，可交通阴阳、清利小便；太溪为肾之原穴，配关元可补益肾气；三阴交为足三阴经的交会穴，取之可调理肝、脾、肾，以达通便之功。

（4）操作：针刺以捻转提插补泻法为主。脾虚气陷和肾气不足者，可加用温针灸法。留针30分钟，每日一次，10次为一个疗程。每疗程间隔3～5日。

（二）其他治疗

1. 耳针

取肾、膀胱、脾、三焦、外生殖器。采用毫针刺法，或压丸法、埋针法。

2. 电针

取腹部穴位为主。选1～2组，电针选连续波治疗。

3. 穴位敷贴

取神阙、中极。取麝香0.1 g，贴于穴位，胶布固定，1～2日一换。

4. 皮肤针

下腹部任脉经穴、第1—5腰夹脊、阴陵泉、三阴交，叩刺至局部皮肤潮红。

（三）推拿治疗

取关元、气海、八髎、曲骨等穴。以拇指指腹按揉穴位，或以一指禅推法，每穴位操作3～5分钟，每日1次，10次为1个疗程。

（四）辨证选择口服中药汤剂或中成药

1. 湿热下注证

（1）治法：清热利湿。

（2）方药：四妙丸合萆薢分清饮加减。

2. 气滞血瘀证

（1）治法：活血化瘀。

（2）方药：少腹逐瘀汤加减。

3. 肝气郁结症

（1）治法：疏肝解郁。

（2）方药：柴胡疏肝散加减。

4. 肾阳亏虚证

（1）治法：补肾壮阳。

（2）方药：金匮肾气丸加减。

5. 湿热瘀阻证

（1）治法：清热化瘀。

（2）方药：二妙丸合桃红四物汤加减。

6. 肝肾阴虚证

（1）治法：滋补肝肾。

（2）方药：二至丸加减。

（五）健康教育

忌酒、辛辣等刺激性食物。

四、典型病例

（一）病例一

尚某，男，45 岁，初诊日期为 2020 年 11 月 20 日。

主诉：反复尿道灼烧感、尿急、尿痛，发作 4 个月，少腹胀痛 1 天。

病史：患者因劳累过度，于 2019 年 7 月 20 日晨起突发腰痛、尿急、尿痛、少腹疼痛，会阴部坠胀感，遂就诊于外院泌尿外科，诊为急性前列腺炎，予对症治疗（具体用药不详）后症状缓解。既往无相关病史。患者前来求诊，诉症状加重，伴尿道灼烧感、尿急、尿痛，无身热，尿色黄，少腹胀痛，痛引会阴，性功能减退，纳可，大便困难。

查体：舌红，苔黄腻，脉滑数。

实验室检查：前列腺 B 超结果显示，前列腺肿大。定位分段尿试验结果正常。

1. 诊断

（1）中医诊断：淋证（湿热下注）。

（2）西医诊断：慢性前列腺炎。

2. 治疗

（1）治法：清热利湿。

（2）取穴：中极、关元、秩边透水道（双）、膀胱俞（双）、次髎（双）、外关（双）、曲泉（双）、筑宾（双）、三阴交（双）、太溪（双）、复溜（双）。

（3）操作：中极、关元、秩边透水道、膀胱俞、次髎用捻转提插泻法，使针感向下腹部传导；外关、曲泉、筑宾、三阴交、太溪、复溜平补平泻。得气后留针 30 分钟，每日 1 次。嘱患者禁食辛辣等刺激性食物，注意休息。

3. 效果

经以上治疗 7 天后，患者尿频、尿急、尿痛较前减轻，尿色较前清，偶有少腹胀痛。治疗 10 天后，症状明显缓解，尿色清，无尿频、尿急，尿痛较前好转，偶有少腹胀痛。巩固治疗 3 个疗程，患者自觉尿道灼烧感、尿急、尿痛、少腹胀痛等症状消失，前列腺指诊提示大小、形态正常，性功能正常，临床痊愈。随访半年无复发。

（二）病例二

陈某，男，38 岁，初诊日期为 2020 年 5 月 10 日。

主诉：尿急、尿痛间作 5 个月，少腹胀痛 3 天。

病史：患者因工作压力过大，于 2020 年 5 月 10 日出现尿急、尿痛、少腹疼痛，会阴部坠胀感，遂就诊于外院泌尿外科，被诊断为急性前列腺炎，予对症治疗（不详）。既往有手淫相关病史。3 天前患者再发尿急、尿痛，畏寒怕冷，腰膝酸痛，尿后滴沥，少腹胀痛，痛引会阴，性功能减退。纳可，大便尚调。

查体：舌淡，苔薄白，脉沉迟。

实验室检查：B 超显示前列腺肿大，定位分段尿试验正常。

1. 诊断

（1）中医诊断：淋证（肾阳亏虚证）。

（2）西医诊断：慢性前列腺炎。

2. 治疗

（1）治法：补肾壮阳。

（2）取穴：前顶透百会、强间透脑户、中极（温针灸）、关元（温针灸）、归来（双）、大赫（双）、髀关（双）、肾俞（双）、足三里（双）。

（3）操作：肾俞、足三里、关元、归来、大赫采用补法，前顶透百会、强间透脑户、中极、髀关采用平补平泻法。得气后留针 30 分钟，每日 1 次。嘱患者禁食寒凉食物，注意休息。

3. 效果

治疗 10 天后，患者尿频、尿急、尿痛较前减轻，偶有少腹胀痛。治疗 15 天后，症状明显缓解，尿色清，无尿频、尿急，尿痛较前好转，偶有少腹胀痛。巩固治疗 3 个疗程，患者自觉尿道灼烧感、尿急、尿痛、少腹胀痛等症状消失，前列腺指诊提示大小、形态正常，性功能正常，临床痊愈。

【按语】

慢性前列腺炎是一种较顽固的疾病，针灸对该病有很好的疗效，辨证配穴可明显改善症状，坚持治疗，大多数患者可获得痊愈。

注意防寒保暖，不吃刺激性食物，禁酒，治疗期间宜节制房事。

第二十章　面瞤（面肌痉挛）

一、概述

面肌痉挛又称面肌抽搐，分为原发性和继发性，是临床中常见的一种良性功能性疾病，是由面神经过度兴奋引起的同侧面部肌肉非自主痉挛收缩。面肌痉挛的主要症状是单侧面部肌肉阵发性、不规则、无自主、无痛性的抽搐，严重者可累及整个半侧面部乃至同侧颈阔肌。两侧同时发病者极为少见。初起时，仅有眼轮匝肌（眼睑）抽搐，严重者逐渐发展至面颊部其他肌肉，甚至口角也随之抽动。神经系统检查无阳性体征。精神紧张、过度疲劳及睡眠不足可使病情加重，谈话过久亦可使该病发作频繁，入睡后停止发作。本病多在中年后发生，常见于女性。

二、病因

1. 中医对本病的认识

中医学形容本症为"眼睑瞤动，风动如虫行"，属于"面风""面瞤"范畴，认为头面部为三阳经所循行部位，人体正气先虚，风寒或风热外邪乘虚而入，使经络闭塞，致筋脉肌肉发生痉挛而生本病。或因情志抑郁致气滞血瘀；或脾湿痰壅，痰火上扰；或因血虚生风；或肝肾阴虚，阳亢动风等均可致病。治疗宜就病因分别以祛风、疏肝、活血、化痰、滋阴、息风止痉。

2. 西医对本病的认识

（1）由于面神经在出脑干区受到血管轻微持续的压迫导致髓鞘变薄，从而发生神经轴突间动作电流短路。引起面部神经根部受压的因素有：动脉瘤、动静脉畸形、脑瘤、蛛网膜炎、多发性硬化等。

（2）由于面神经根处纤维损伤变性可引起面神经运动神经元胞体改变，同时影响面神经核团的大脑皮层区而出现跨神经元退变，从而使面神经功能发生异常，形成病灶而导致面部肌肉的阵发性抽动。

三、诊断

1. 诊断依据

该病的诊断主要依据临床症状：面神经支配的肌肉出现间歇性痉挛和强直收缩，多累及一侧面肌且肌肉收缩呈同步性，若累及双侧则呈非同步性，面部自主动作、焦虑、紧张、应激等可加重症状，睡觉时痉挛缓解。

2. 痉挛强度

按 Cohen 等制定的痉挛强度分级可将面肌痉挛分为以下等级：

（1）0 级：无痉挛。

（2）1 级：外部刺激引起瞬目增多或面肌轻度颤动。

（3）2 级：眼睑、面肌自发轻微颤动，无功能障碍。

（4）3 级：痉挛明显，有轻微的功能障碍。

（5）4 级：严重痉挛和功能障碍，如患者因不能持续睁眼而无法看书、独自行走困难。神经系统检查除面部肌肉阵发性地抽搐外，无其他阳性体征。少数患者于病程晚期可伴有患侧面肌轻度瘫痪。

四、辨证分型

1. 风寒袭络

有感受风寒史，面瞤遇寒则甚、得热则轻，鼻流清涕，舌淡，苔白，脉浮紧。

2. 风热阻络

目赤流泪，舌质红，苔薄黄，脉浮数。

3. 脾虚痰湿

神疲乏力，腹胀纳呆，不思饮食，舌淡、边有齿印，苔白腻，脉细滑或濡。

4. 虚风内动

多因情志所伤，或紧张疲劳过度，气血阴液受损，阴虚风动，舌红少津，脉细。

五、治疗方法

1. 针灸治疗

（1）取穴：

针灸对面肌痉挛有很好的疗效（除动脉瘤、动静脉畸形、脑瘤、蛛网膜炎、多发性硬化等压迫面神经根部所致的面肌痉挛），临床取穴如下。

1）主穴：太冲（双侧）、阴郄（双侧）、内庭（健侧）、申脉（健侧）、百会、印堂、太阳、鱼腰、颧髎、迎香、地仓、颊车、下关均取患侧浅刺。

2）配穴：风寒袭络，加外关；风热阻络，加曲池、耳尖；脾虚痰湿，加丰隆、中脘、足三里；虚风内动，加太溪、三阴交；情志所伤，加内关、神庭。

（2）操作：以上治疗以捻转提插补泻法为主，留针 30 分钟，每日 1 次，10 次为 1 个疗程。每疗程间隔 3～5 日。

2. 火针疗法

（1）取穴：

1）主穴：阿是穴、迎香、下关、颧髎、太阳、颊车、阳白。均取患侧。

2）配穴：风寒袭络，加风池、合谷；风热阻络，加曲池、外关、内庭；气滞血瘀，加内关、膈俞、血海；脾虚痰湿，加丰隆、中脘。

（2）操作：每取 3～5 穴，将细火针置酒精灯上烧至白亮，找准抽搐点或穴位迅速刺入，刺入深度为 1～2 分，每穴点刺 2～3 次，不可反复刺激同一穴位，以免加重抽搐。刺后涂上万花油保护针口，嘱患者回家后若患处不慎碰到水，即用万花油涂患处以防感染。

六、日常护理

面肌痉挛患者应当合理地休息，日常生活中要注意面部保暖，冬季出门要戴口罩，不能用凉水洗脸，更不能吹凉风，注意增减衣服。

患者应该经常用热毛巾敷脸，温度最好在 50 ℃左右，每天敷 3 次，每次 15 分钟，早晚按摩 1 次。面肌痉挛患者可进行皱眉、闭眼、吹口哨、示齿等面部运动，每天 2～3 次，每次 5～10 分钟。

七、饮食疗法

饮食多吃新鲜水果蔬菜，如苹果、芒果、韭菜、春笋、芹菜、海带、芫荽、西兰花等，含钙高的食物，如虾皮、乳制品、大豆、海带、芝麻酱等，及动物内脏、蛋类、豌豆、杏仁等含维生素 B 丰富的食物等。宜多吃易于消化的食物。

将山楂、薏米、粳米、炒扁豆一起加水煮粥，食前加红糖，早晚餐食用，具有除湿补气的作用。

忌浓茶、辛辣的食物，忌过多摄取糖，忌烟酒。

八、预防

预防面肌痉挛，首先应该注意防寒保暖，在早晚温差大的季节，应该避免着凉。

患有面肌痉挛者，应尽早就医治疗，以免耽误病情。中医治疗是首要治疗方法，安全有效，不易留下后遗症。

面肌痉挛患者应该多加强锻炼，保持心情愉快，充足的休息和睡眠也有助于疾病的康复。

九、典型病例

王某，女，55岁，因反复右侧面部抽动3年余，加重1周，于2018年3月10日来诊。

患者于3年前无明显诱因出现右侧面部抽动，伴见口角抽搐，休息不好、情绪激动时加重，口服西药（具体用药不详）可稍微缓解，曾行头部磁共振检查，未见明显异常，近一周患者症状加重，面部抽搐频发，遂来求诊。患者神清，诉右面部时发抽动，以右侧面颊部及口角抽动为甚，有时难以自主，眼周偶有抽动，眠差，纳可，二便调，舌淡红，苔薄白，脉沉细。

1. 诊断

（1）中医：面瞤（虚风内动）。

（2）西医：面肌痉挛。

2. 治疗

（1）取穴：太冲（双侧）、阴郄（双侧）、内庭（健侧）、申脉（健侧）、阳溪（健侧），太阳、鱼腰、颧髎、迎香、地仓、颊车、下关均取患侧浅刺。

（2）操作：留针30分钟，每天1次，10次为1个疗程。火针烧红至白亮，点刺迎香、下关、颧髎、太溪、三阴交，每穴刺深1～2分，刺2～3下，隔天1次。

3. 效果

治疗1次后患者症状减轻。经10次治疗，症状基本消失。巩固治疗3个疗程。随访半年无复发。

【按语】

面瞤主要责之于肝，中医认为，肝主疏泄、藏血，主风病。若长期精神紧张、过度疲劳，或情志郁怒，则暗耗肝血，阴血不足，不能上荣于面则致虚风内动。或因肝气瘀滞，气血不通，不能疏泄，久则面部气血失养，或因他病导致风痰阻络，皆可生风。外受风邪为外因，可诱发本病，致面部痉挛闭塞、筋脉失养，而引发内风。针灸配合火针对本病有很好的疗效，《针灸聚英》云："火针亦行气，火针惟假火力，无补泄虚实之害。"临床取穴多选阳明，阳明经多气多血、少阳经多气少血，这与人体气血有着密切的联系。由于本病的发生与精神情志关系密切，故常取百会、印堂等穴以调神志。

　　本病临床治疗比较困难，针灸、火针对该病有着很好的效果。本病的病机特点是络脉阻滞，中医辨证要分清寒热虚实，初病多实证，久病多为虚实夹杂。

第二十一章　肥胖症（单纯性肥胖病）

一、概述

肥胖症是指由于能量的摄入量超过消耗量，导致人体脂肪积聚过多，体重超过标准体重的20%以上的疾病。肥胖症分为单纯性和继发性两类。单纯性肥胖（simple obesity）是指无明显的内分泌和代谢性疾病的病因引起的肥胖。

中医学有很多关于肥胖的论述，认为肥胖的发生常与暴饮暴食、过食肥甘、安逸少动、情志不舒、先天禀赋等因素有关。本病与胃、肠、脾关系密切。基本病机是痰热积聚于胃肠，或脾虚不能运化痰浊，而致痰湿浊脂滞留。

二、诊断标准

采用1997年在北京召开的全国第五届肥胖病研究学术会议通过的《单纯性肥胖病的诊断及疗效评定标准》。

1. 成人标准体重

［身高（cm）－100］×0.9＝标准体重（kg）。

2. 儿童标准体重

（1）婴儿（1—6个月）：出生时体重（g）＋月龄×600＝标准体重（g）。

（2）幼儿（7—12个月）：出生时体重（g）＋月龄×500＝标准体重（g）。

（3）1岁以上儿童：年龄×2＋8＝标准体重（kg）。

（4）若儿童身高超过标准，参照成人标准体重计算。

3. 实测体重超过标准体重的测定方法

（1）标准体重测定可作为肥胖病诊断指标之一。实测体重超过标准体重，但＜20%者属超重；实测体重超过标准体重20%～30%属于轻度肥胖；实测体重超过标准体重30%～50%属于中度肥胖；超标准体重50%以上者，属于重度肥胖。

（2）体重指数测定：体重指数（body mass index，BMI）＝体重（kg）/身高^2（m^2）可作为肥胖病诊断指标之一。BMI值为18～23.9为正常体重；25～

26 为超重；26 ～ 30 属于轻度肥胖；30 ～ 40 属于中度肥胖；大于 40 属重度肥胖。

三、辨证分型

1. 脾虚湿阻型

肥胖，浮肿，疲乏无力，肢体困重，尿少，纳差，腹满，舌质淡红，舌苔薄腻，脉沉细。

2. 胃热湿阻型

肥胖，头胀，眩晕，消谷善饥，肢重困楚怠惰，口渴，喜饮，舌质红，舌苔腻微黄，脉滑数。

3. 肝瘀气滞型

肥胖，胸胁苦满，胃脘痞满，失眠多梦，女性伴有月经不调或闭经，舌质暗红，苔白或薄腻，脉细弦。

4. 脾肾阳虚型

肥胖，疲乏，无力，腰酸腿软，阳痿，阴寒，舌质淡红，苔白，脉沉细无力。

5. 阴虚内热型

肥胖，头昏眼花，头胀头痛，腰痛酸软，五心烦热，舌尖红，苔薄，脉细数微弦。

四、针灸治疗

（一）基本治疗

（1）治法：祛湿化痰，通经活络。以手足阳明、足太阴经穴为主。

（2）取穴：

1）主穴：中脘、天枢、足三里、丰隆、大横、阴陵泉、三阴交、带脉。

2）配穴：脾肾阳虚型，配脾俞、肾俞、命门、关元；胃热湿阻型，配合谷、上巨虚、曲池；脾虚湿阻型，配公孙、太白；肝瘀气滞型，配膻中、血海、太冲、期门；阴虚内热型，配内庭、太溪。

（3）方义：中脘位属胃脘，是足阳明胃经之气聚集之处，善治胃腑疾病，可健脾利水、理气化痰。天枢位于脐旁上下腹分界处，是气机升降的枢纽，能清泻阳明之火、通积导滞。足三里为强壮保健要穴，具有补中益气、健脾和中的作用。丰隆别走脾经，能疏通脾胃表里两经气血。此外，丰隆为祛痰要穴，肥胖形成离不开痰湿聚集，取穴丰隆有助于祛痰开窍、和胃降逆。大横为足太阴脾经穴位，位居脐旁开4寸，别名"肾气"，该穴可激发经气、健运脾气，以绝痰浊之源。阴陵泉为足太阴脾经之合穴，可健脾祛湿。三阴交属足三阴经的交会穴，可激发经气，起到健脾利湿、调补肝肾、化脂降浊的作用。带脉为胆经经穴，是足少阳与带脉的交会穴，刺激带脉穴同时刺激了带脉，带脉与腹部横行绕身一周，可治疗腹满。

（4）操作：常规针刺，可用电针，主穴接通电针治疗仪，施以疏密波，输入电流量以患者能耐受为度，每次留针30分钟。

（二）其他治疗

1. 耳穴压豆疗法

耳廓部常规消毒，主穴：脾，神门，三焦，饥点，胃，卵巢，内分泌，皮质下。每次取3～4个穴，将贴有王不留行籽的医用胶布固定于相应耳穴上，每天于饭前30分钟或饥饿时按压2次，每次每穴按压1～2分钟。

2. 穴位埋线法

（1）取穴：中脘、水分、气海、关元、三阴交、天枢、大横、丰隆、水道、归来、带脉、足三里、内庭、曲池。

（2）操作：每次选8～10穴，14～30天埋线1次，5次为1个疗程，如图21－1所示。

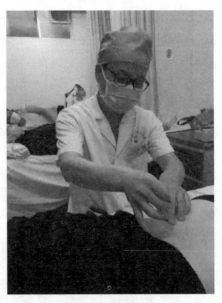

图21－1　穴位埋线法

五、典型病例

李某，男，28岁，2021年1月15日就诊。

病史：有肥胖病史4年，身高165 cm，体重88 kg，腰围105 cm，腹围122 cm，体重指数（BMI）为32.32，患者曾经用药物及运动等方法减肥，效果不佳。后经朋友介绍，前来针灸科门诊就诊。

症见：肥胖，伴有倦怠乏力，消谷善饥，嗜睡多汗，口渴，喜饮，大便秘结，舌质红，苔黄腻，脉滑数。

1．诊断

（1）中医诊断：肥胖症（胃热湿阻型）。

（2）西医诊断：单纯性肥胖病（中度）。

2．治疗

（1）治法：清热祛湿，化浊降脂。

（2）处方：针灸治疗。

（3）取穴：取中脘、天枢、足三里、丰隆、大横、阴陵泉、三阴交、带脉、合谷、上巨虚、曲池。

（4）操作：每日1次，10次为1个疗程，每疗程结束后间隔1周，再进行下个疗程的治疗。在治疗的同时，嘱患者少吃高脂、高糖、高热量食品，多吃蔬菜、水果，并配合适度的体育运动。

3．效果

治疗5个疗程后，患者体重下降13.5 kg，腰围下降12 cm，腹围下降18 cm。随访3个月，患者体重保持不变。

【按语】

单纯性肥胖是指人体摄取的热量超过了自身消耗的热量，致使脂肪在体内过多囤积而形成肥胖。医者在临床上根据病因、病机进行针灸减肥，根据病因、病机辨证取穴，以调整气血、加速新陈代谢、促进脂肪分解、降血脂，显效快速，疗效显著且无任何副作用。作为现代人健康减肥的一种方法，针灸是非常值得推广的。对于工作繁忙、不能按时针灸的患者，可采用埋线疗法，同样可以代替针灸的治疗作用，取得满意的疗效。针灸减肥的同时应嘱咐患者适当加强体育锻炼，注意合理饮食，适当控制饮食，方能达到巩固和加强疗效的作用。

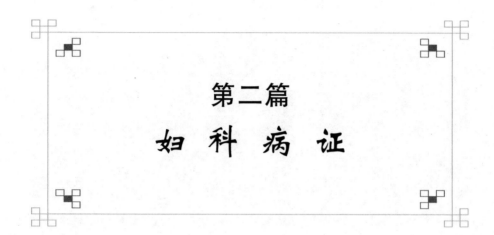

第二篇

妇 科 病 证

第二十二章　痛经

一、概述

痛经是因情志所伤，六淫为害，导致冲任受阻，或因精血不足，胞脉失于濡养所致，以经期或经行前后周期性出现小腹疼痛或痛引腰骶，甚至剧痛昏厥为主要表现的疾病。分为原发性痛经和继发性痛经两类。

二、诊断

1. 中医诊断标准

中医诊断标准参考全国高等中医药院校规划教材《中医妇科学》[①] 和《中药新药临床研究指导原则：试行》[②]。

（1）病史：伴随月经周期规律性发作的以小腹疼痛为主证史。

（2）临床表现：腹痛多发生在经前 1～2 天，行经第 1 天达高峰，可呈阵发性、痉挛性，或胀痛伴下坠感，严重者可放射到腰骶部、肛门、阴道、股内侧；甚至可见面色苍白、出冷汗、手足发凉等，一般不伴有腹肌紧张或反跳痛。

（3）妇科检查：无阳性体征。

2. 西医诊断标准

西医诊断标准参考《妇产科学》（第 7 版）[③]。

（1）病史：伴随月经周期规律发作的下腹部疼痛史。

（2）临床表现：①青春期多见，常在初潮后 1～2 年内发病；②疼痛最早出现在经前 12 小时，以行经第 1 日疼痛最剧烈，持续 2～3 天后缓解，疼痛常呈痉挛性，通常位于下腹部耻骨上，可放射至腰骶部和大腿内侧；③可伴有恶心、呕吐、腹泻、头晕、乏力等症状，严重时面色发白、出冷汗。

---

① 张玉珍主编：《中医妇科学》，中国中医药出版社 2017 年版。

② 郑筱萸主编：《中药新药临床研究指导原则：试行》，中国医药科技出版社 2002 年版。

③ 乐杰主编：《妇产科学》（第 7 版），人民卫生出版社 2008 年版。

（3）妇科检查：排除生殖器官器质性疾病。

三、辨证分型

1．寒凝血瘀证

经前或经期小腹冷痛，得热痛减，形寒肢冷。经色紫黯有块，月经量少或错后，经行呕恶，经行大便溏泄，带下量多、色白。舌质紫黯，或有瘀斑、瘀点，或舌底络脉迂曲，苔白，脉弦、涩或沉紧。

2．气滞血瘀证

经前或经期小腹胀痛或刺痛，情志抑郁或烦躁易怒，经色暗红有块，或经行不畅，经前或经期乳房胀痛，肛门坠胀，月经先后不定期，经量或多或少。舌质暗红，或有瘀斑、瘀点，或舌底络脉迂曲，苔薄白或薄黄，脉弦或弦涩。

3．肾虚血瘀证

经行小腹坠痛，腰膝酸软，经色淡黯或夹块，月经量少或错后，头晕耳鸣，夜尿频多，性欲减退。舌质淡黯，或有瘀斑、瘀点，苔薄白，脉沉细或沉涩。

4．湿热瘀阻证

经前或经期小腹胀痛或灼痛，带下量多，色黄质稠，经色暗红或酱红，质稠或夹黏液，月经量多或经期延长，口腻或纳呆，大便溏而不爽或干结，小便色黄或短赤。舌质红或暗红，苔黄腻，脉弦数或弦滑。

四、针灸治疗

1．针刺方法

（1）治法：调经止痛。

（2）取穴：

1）主穴：子宫、地机、三阴交、十七椎。

2）配穴：寒凝血瘀者，加灸水道、神阙；气滞血瘀者，加太冲、合谷、次髎；肾虚血瘀者，加肾俞、太溪；湿热瘀阻者，加行间、内庭、阴陵泉。

（3）方义：地机为脾经郄穴，善于止痛治血，取之能行气活血止痛；三阴交为足三阴经交会穴，能调理肝、脾、肾，活血止痛；子宫、十七椎是治疗痛经的经验效穴。

（4）操作：捻转提插泻法，寒凝者，加艾灸。

2．其他治疗

（1）耳针法：内生殖器、内分泌、神门、交感、皮质下、肾、腰骶椎。每次选2～4穴，中等刺激，也可用压丸或埋针法。

（2）皮肤针法：选背腰部夹脊穴或背俞穴，下腹部任脉、肾经、脾经、胃经，用皮肤针叩刺，中等刺激至局部皮肤潮红，隔日1次。

（3）穴位注射法：关元、气海、足三里、三阴交、地机。每次选2～3穴，用利多卡因注射液或当归注射液，每穴每次注入药液2 mL，隔日1次。

五、典型病例

丁某，女，28岁，初诊为2018年3月10日，经期腹痛反复发作5年余。患者5年前经期出现腹痛，曾于外院服中西药治疗（具体不详），症状反复。患者来月经后又腹痛发作，为进一步治疗，前来求诊。

症见：神清，表情痛苦，诉腹痛不适，眠差，纳可，二便调，舌红，苔黄腻，脉弦数。

1. 诊断

（1）中医诊断：痛经（湿热瘀阻）。

（2）西医诊断：原发性痛经。

2. 治疗

（1）治法：清热除湿，化瘀止痛。

（2）针刺取穴：子宫、关元、合谷、三阴交、地机、行间、阴陵泉。

（3）操作：针刺以捻转提插泻法，留针30分钟。

3. 效果

治疗结束，患者腹痛消失。嘱其每月经期前一周来门诊治疗3次，以巩固疗效。

【按语】

针灸对痛经有很好的治疗效果，往往针入则痛减，辨证取穴，疗效显著。

第二十三章　月经不调

一、概述

月经不调是以月经周期以及经量、经色、经质的异常为主的月经病，临床有月经先期、月经后期和月经先后无定期几种情况。

二、诊断

（一）中医论断标准

中医诊断标准参考全国高等中医药院校规划教材《中医妇科学》[①] 和《中医妇科常见病诊疗指南》[②]。

1. 月经先期

月经周期提前 7 天以上，甚至 10 余天一行，连续出现 2 个月经周期以上者，称为"月经先期"。

2. 月经后期

月经周期延后 7 天以上，甚至 3 ～ 5 个月一行，连续出现 2 个周期以上者，称为"月经后期"。

3. 月经先后无定期

月经周期或提前或延后 1 ～ 2 周，连续出现 3 个月经周期以上者，称为"月经先后无定期"。

（二）西医论断标准

西医论断标准参照《妇产科学》（第 9 版）[③] 的相关判断标准。

[①] 张玉珍主编：《中医妇科学》，中国中医药出版社 2017 年版。
[②] 中华中医药学会编：《中医妇科常见病诊疗指南》，中国中医药出版社 2012 年版。
[③] 谢辛、孔北华、段涛：《妇产科学》（第 9 版），人民卫生出版社 2018 年版。

三、辨证分型

1．月经先期

主症：月经周期提前 7 天以上，其至 10 余天一行，经期正常，并连续出现 2 个月经周期以上。

兼见月经量多，色红或紫，质黏有块，伴面红口干，心胸烦热，小便短赤，大便干燥，舌红，苔黄，脉数，为实热；月经量少或量多，色红质稠，两颧潮红，手足心热，舌红，少苔，脉细数，为虚热；月经量少或量多、色淡质稀，神疲肢倦，心悸气短，纳少便溏，舌淡，脉细弱，为气虚。

2．月经后期

主症：月经周期推迟 7 天以上，甚至 3 ～ 5 个月一行，经期正常，并连续出现 2 个月经周期以上。

兼见月经量少，色淡或暗有血块，小腹冷痛或胀痛，舌暗或胖，苔薄白，脉沉紧或弦滑，为实寒；月经量少，色淡而质稀，腰酸乏力，小腹隐痛，舌淡，苔白，脉沉迟，为虚寒。

3．月经先后无定期

主症：月经周期或提前或错后 1 ～ 2 周，经期正常，并连续出现 3 个月经周期以上。

兼见经量或多或少，色暗有块，胸胁、乳房、小腹作胀，喜太息，苔薄，脉弦，为肝郁；经量少，色淡质稀，腰骶酸痛，舌淡，苔白，脉沉细弱，为肾虚；经量多，色淡质稀，神疲乏力，纳少腹胀，舌淡，苔白，脉缓，为脾虚。

四、针灸治疗

（一）基本治疗

1．月经先期

（1）治法：理气调血，固摄冲任；以任脉及足太阴经穴为主。

（2）取穴：

1）主穴：关元、血海、三阴交、地机。

2）配穴：实热证，配曲池、太冲；虚热证，配太溪；气虚证，配足三里、气海、脾俞；月经过多，配隐白。

（3）方义：关元为任脉穴，当足三阴、任脉之会，乃调理冲任的要穴；血海、三阴交为足太阴脾经穴，地机为足太阴脾经郄穴，均为妇科调经要穴。

（4）操作：按虚补实泻法操作。虚证，针后加灸或用温针灸。隐白用灸法。

2．月经后期

（1）治法：益气和血，调理冲任。以任脉及足太阴经穴为主。

（2）取穴：

1）主穴：气海、三阴交、归来。

2）配穴：实寒证，配天枢、神阙、子宫；虚寒证，配命门、关元。

（3）方义：气海可益气和血，温灸更可温经散寒；三阴交为足三阴经交会穴，可调补肝、脾、肾，配归来和血调经。

（4）操作：虚补实泻法操作，虚证可用灸法或温针灸。神阙用灸法。

3．月经先后无定期

（1）治法：调补肝肾，调理冲任。以任脉及足太阴经穴为主。

（2）取穴：

1）主穴：关元、三阴交、肝俞。

2）配穴：肝郁，配期门、太冲；肾虚，配肾俞、太溪；脾虚，配脾俞、足三里。

（3）方义：关元补肾培元，通调冲任；三阴交为足三阴经之交会穴，能补脾胃、益肝肾、调气血；肝俞乃肝之背俞穴，有疏肝理气之作用。三穴共用可调理经血。

（4）操作：按虚补实泻法操作。虚证，可加灸。

上述 1、2、3 所示针灸治疗留针 30 分钟，每日 1 次，10 次为 1 个疗程。每疗程间隔 3～5 日。

（二）其他治疗

1．耳针法

子宫、内分泌、卵巢、皮质下、肾、肝、脾。每次选 2～4 穴，中等刺激。或用压丸法或埋针法。

2．皮肤针法

选背腰部夹脊穴或背俞穴，下腹部任脉、肾经、脾经、胃经，下肢足三阴经。用皮肤针叩刺，至局部皮肤潮红，隔日 1 次。

3．穴位注射法

选三阴交、血海、阴陵泉、足三里、气海、关元。每次选 2～3 穴，用当归注射液或黄芪注射液，每穴注入药液 1 mL，隔日 1 次。

五、典型病例

李某，女，28 岁，已婚，婚后月经不调 3 年多，既往或提前或错后，量多、色暗、有血块，少腹疼痛连及胁肋，两乳胀痛，食欲缺乏，未孕。舌紫暗，苔薄，脉弦。曾服中西药物，停药后症状反复。

1. 诊断

中医诊断：月经先后无定期（肝郁气滞挟瘀）。

2. 治疗

（1）治法：疏肝理气、活血化瘀。

（2）针刺取穴：关元、三阴交、肝俞、太冲、期门。

（3）操作：徐疾泻法，隔日 1 次。

3. 效果

患者经 10 次治疗后经期、经色、经量趋于正常，1 个月后怀孕。

【按语】

针灸对月经不调有较好的疗效，针灸治疗一般多在经前 5～7 天开始，至月经来潮停止，连续治疗 3 个月经周期为 1 个疗程。若经行时间不能掌握，可于月经干净之日起针灸，隔日 1 次，直到月经来潮为止。

第二十四章　崩漏（功能失调性子宫出血）

一、概述

崩漏是指经血非时暴下不止或淋漓不尽，前者谓之崩中，后者谓之漏下。崩与漏出血情况虽不同，然两者常交替出现，且两者病因病机基本一致，故概称崩漏。

二、诊断

1．中医诊断标准
中医诊断标准参考《中医妇科学》（第3版）[①]。妇女不在行经期间，阴道突然大量出血，或淋漓下血不断者，称为"崩漏"，前者称为"崩中"，后者称为"漏下"。

2．西医诊断标准
西医诊断标准参考《妇产科学》（第9版）[②]。功能失调性子宫出血（简称"功血"）是由于生殖分泌轴功能紊乱造成的异常子宫出血。

3．辅助检查
通过血常规、B超、子宫内膜活检等排除其他器质性病变。

三、辨证分型

1．实证
主症：经血非时暴下，量多势急，或淋漓不断，色红质稠或夹血块。

兼见月经量多，色鲜红或深红，质稠，伴心烦口渴，舌红，苔黄，脉数，为血热；月经时多时少，色紫暗有块，小腹胀痛，块下则减，舌暗有瘀点，脉弦或

---

① 马宝璋、杜惠兰主编：《中医妇科学》（第3版），上海科学技术出版社2018年版。

② 谢幸、孔北华、段涛主编：《妇产科学》（第9版），人民卫生出版社2018年版。

涩，为血瘀。

2. 虚证

主症：久崩久漏，淋漓难尽，色淡质稀。

兼见月经量多，色淡质稀，伴头晕心悸，纳呆便溏，苔白，脉沉弱，为脾虚；经来无期，量或多或少，伴畏寒肢冷，腰酸肢冷，夜尿频多，舌淡，苔薄白，脉沉细，为肾阳虚；经乱无期，出血量少，色红质黏稠、伴头晕耳鸣，腰膝酸软，舌红，苔少，脉细数，为肾阴虚。

四、针灸治疗

1. 基本治疗

（1）治法：调理冲任，固崩止漏。以任脉及足太阴经穴为主。

（2）取穴：

1）主穴：关元、三阴交、隐白。

2）配穴：血热，配血海、行间、曲池；血瘀，配血海、膈俞；脾虚，配脾俞、足三里；肾阳虚，配肾俞、命门；肾阴虚，配肾俞、太溪。

（3）方义：关元属任脉，又与足三阴经交会，有通调冲任、固摄经血的作用；三阴交为足三阴经交会穴，可疏调足三阴之经气，以健脾益胃、调肝固肾、理气调血；隐白为足太阴经井穴，可健脾通血。

（4）操作：关元针尖向下斜刺，使针感传至耻骨联合上下；隐白穴用温和灸或麦粒灸；血瘀可配合刺络法；肾虚、脾虚可在腹部和背部施灸。针灸治疗留针 30 分钟，每日 1 次，10 次为 1 个疗程。每疗程间隔 3～5 日。

2. 其他治疗

（1）皮肤针法：腰骶部督脉、足太阳膀胱经。用皮肤针从上而下，用轻刺激或中等刺激，反复叩刺 3 遍，隔日 1 次。

（2）穴位注射法：气海、关元、中极、膈俞、血海。每次选 2～3 穴。用维生素 B_{12} 注射液或黄芪、当归等注射液，每穴可注射药液 1 mL，每日 1 次。

五、典型病例

李某，女，39 岁，已婚，于 2018 年 5 月 27 日初诊。

主诉：月经量大，淋漓不尽 3 个月。

症见：月经淋漓不尽，色淡，头晕、纳呆、倦卧，气短神疲，肢软腹冷，面色苍白，形容憔悴，眠差。舌淡，苔白滑，脉沉弱。

1. 诊断

（1）中医诊断：崩漏（脾虚证）。

（2）西医诊断：功能失调性子宫出血。

2. 治疗

（1）治法：调补冲任、益气固经。

（2）针灸取穴：关元、三阴交、隐白、脾俞、足三里。

（3）操作：关元、三阴交、足三里平补平泻，得气后加予温针灸，留针 30 分钟，出针后脾俞、隐白予麦粒灸，每天 1 次。

3. 效果

治疗 3 次后，患者月经量较前明显减少，睡眠较前明显好转。效不更穴。治疗 7 次后，患者精神状态佳，月经量基本正常。随访半年未再复发。

【按语】

崩漏是常见的女性月经紊乱疾病，中医学中将"崩漏"归为生殖内分泌疾病，主要由脏腑亏虚、血不归经导致的肾—天癸—冲任—胞宫轴功能失调引起，而根据脏腑辨证可将该疾病分为脾虚、肝虚、肾虚等多种类型，其中以脾虚型尤为多见。而脾虚型崩漏是由劳倦思虑、饮食不节损伤脾脏所致，治疗应注重补脾养血，以止血为主，辅以祛邪，培补气血，则脾气健运，崩漏自止。针灸对本病具有一定疗效，但对出血量大、病势骤急者应采取综合治疗，以免暴伤阴血发生虚脱危象。

第二十五章　癥瘕（子宫肌瘤）

一、概述

妇女下腹有结块，伴有或痛或胀或满，甚或出血者，称为癥瘕。癥与瘕，因病变性质不同，临床表现也有所不同。癥者，坚硬成块，固定不移，推揉不散，痛有定处，病属血分；瘕者，痞满无形，时聚时散，推之可移，痛无定处，病属气分。但就临床所见，每有先因气聚，日久则血瘀成癥，因此不能将两者截然分开，故前人多以癥瘕并称。

子宫肌瘤是女性生殖系统最常见的良性肿瘤，由平滑肌及结缔组织组成，常见于30～50岁妇女。据统计，至少有20%的育龄期妇女有子宫肌瘤，因肌瘤多无或很少有症状，临床报道发病率远低于真实发病率。本病以月经过多、经期延长、白带增多或阴道不规则流血为主要症状。

二、诊断依据

1. 中医诊断标准
中医诊断标准参考《中医妇科学》[①] 中癥瘕有关的内容。
2. 西医诊断标准
西医诊断标准参考《妇产科学》（第8版）[②] 中子宫肌瘤的诊断标准：出现经量增多且经期延长、腹痛或贫血等临床症状，经影像学检查或宫腹腔镜确诊。

三、辩证分型

1. 气滞血瘀证
轻者月经正常，重者经行血崩或漏下不止。乳房胀痛；小腹作胀或隐痛，有

---

① 张玉珍主编：《中医妇科学》，中国中医药出版社2017年版。
② 谢幸、苟文丽：《妇产科学》（第8版），人民卫生出版社2013年版。

肛门部下坠感；舌质暗红，边有瘀紫斑点；脉濡细、沉弦或细涩。

2．阴虚火旺证

月经先期，经行血崩，或漏下不止。胸中灼热，或下腹内觉热；乳头痒，或刺痛，或乳房胀痛牵及腋窝；经后赤白带下，或黄白相杂；舌质红，苔少津，或薄黄；脉弦细或细数。

3．肝郁脾虚证

月经正常或经行后期量多如崩。小腹有下坠感、大便溏薄，经后带下多清稀，舌质淡白，苔薄白，脉濡细或细弦。

四、针灸治疗

1．基本治疗

（1）治法：消癥散结。

（2）取穴：

1）主穴：中脘、下脘、气海、关元、子宫、三阴交、太冲、足三里。

2）配穴：气滞血瘀证，配合谷、血海；阴虚火旺证，配太溪、行间；肝郁脾虚证，配脾俞、肝俞。

（3）方义：关元是任脉与足三阴经的交会穴，也是小肠的募穴，位于下腹部，针刺关元可以补虚益损、理气和血等。中脘、下脘、气海、关元为薄氏腹针引气归元四穴，可调理脏腑、引气归元、抗御外邪。子宫穴属于经外奇穴，位于小腹部，是针灸治疗妇科疾病经验要穴。针刺子宫穴可引气至病灶，使气血运行通畅。三阴交为足三阴经的交会穴，具有健脾除湿、调理冲任气血、活血化瘀之功效。久病则肝气不疏，太冲穴可疏肝解郁、调畅气机。足三里穴为补虚强壮要穴，可补益正气、祛邪外出。

（4）操作：以捻转补泻法为主，补虚泻实，隔日1次，10次为1个疗程，每疗程间隔3～5日，每治疗3个月复查1次，以了解肌瘤变化情况。

2．埋线治疗

（1）取穴：中脘、下脘、气海、关元、水道、归来、天枢、带脉、三阴交、太冲、足三里、肝俞、脾俞、肾俞。

（2）操作：以上穴位，每次选8～10穴，用000号羊肠线穿入埋线针，刺入穴位1～2 cm，每14～30天埋线1次，5次为1个疗程，治疗3个月后复查1次，以了解肌瘤变化情况。

五、典型病例

张某，女，38 岁，于 2019 年 2 月 15 日初诊，发现子宫肌瘤 1 年余。平素月经规律，月经时长 6～7 天，周期为 28～30 天，无痛经。患者于 1 年前无明显诱因下出现月经来潮时乳房胀痛，小腹作胀或隐痛，伴肛门部下坠感，曾于外院妇科治疗，行子宫及附件彩色多普勒超声检查显示：子宫左、右侧壁见团状低回声，约 2.8 cm×2.4 cm、1.5 cm×1.8 cm、0.8 cm×0.6 cm。经服中西药治疗（具体用药不详）症状反复，现为求针灸治疗，遂来求诊。

症见：神清，精神可，诉小腹部隐痛时发，肛门坠胀不适，伴经期乳房胀痛，舌质暗红，脉沉弦涩。

1. 诊断

（1）中医诊断：癥瘕（气滞血瘀）。

（2）西医诊断：子宫肌瘤。

2. 治疗

（1）治法：活血化瘀，消癥散结。

（2）取穴：中脘、下脘、气海、关元、子宫、三阴交、合谷、太冲、血海、足三里。

（3）操作：捻转提插补泻法；留针 30 分钟；隔日 1 次，10 次为 1 个疗程，每疗程间隔 3～5 日。

3. 效果

经治疗 3 个疗程后，患者症状明显减轻，偶有发作，复查子宫及附件彩色多普勒超声检查显示：子宫左、右侧壁见团状低回声，约 2.2 cm×2.3 cm、1.5 cm×1.6 cm。

【按语】

该病为妇科常见病，若子宫肌瘤体积较大，引起月经过多、排尿困难、便秘腹痛或生长速度较快时可考虑手术治疗，针灸对该病早期有一定的治疗作用，可使肌瘤缩小甚至消失，取穴以扶持正气、破积消癥散结为主。嘱患者坚持治疗，方可收效。治疗期间应定期复查，若患者工作繁忙，可采用埋线治疗。

第二十六章　绝经前后诸证（更年期综合征）

一、概述

更年期综合征属内分泌—神经功能失调导致的功能性疾病。以绝经或月经紊乱、情绪不稳定、潮热盗汗、失眠、心悸、头晕等为特征。

二、诊断依据

1. 中医诊断标准

中医诊断标准参考2011年国家食品药品监督管理总局发布的《中药、天然药物治疗女性更年期综合征临床试验技术指导原则》和《中医妇科学》[①]。

（1）年龄：发病年龄大于40周岁。

（2）主要症状：月经紊乱或绝经期间出现烘热汗出，或情绪改变。

（3）次要症状：①腰背酸痛、头晕耳鸣；②胁肋疼痛、乳房胀痛、头痛；③心悸怔忡、心烦不宁、失眠多梦；④手足心热、阴道干烧灼感、性交痛、口干便秘；⑤腰背冷痛、形寒肢冷、精神萎靡、面浮肢肿、性欲淡漠、小便清长、夜尿多等。

（4）舌淡红或偏红，苔薄白或薄黄，脉细数或沉细。

具备中医诊断标准中（1）、（2），和（或）兼见次要症状中的①、②项以上，结合舌脉即可诊断。

2. 西医诊断标准

西医诊断标准参考《临床诊疗指南·妇产科分册》[②]。

（1）40岁以上妇女出现月经紊乱或绝经的同时，还出现以下症状：①典型的血管舒缩功能不稳定症状，如潮热、汗出、胸闷、心悸等；②精神神经症状，如抑郁、焦虑、烦躁、易激动等；③泌尿生殖道萎缩症状，如阴道干烧灼感、性

---

① 罗颂平主编：《中医妇科学》，高等教育出版社2008年版。

② 中华医学会编著：《临床诊疗指南·妇产科分册》，人民卫生出版社2007年版。

交痛、尿频尿急、反复泌尿道感染等。

（2）卵泡刺激素（FSH）升高或正常，雌二醇（E_2）水平可升高、降低或正常。

三、辨证分型

1．心肾不交证

心悸怔忡，失眠多梦，潮热汗出，五心烦热，情绪不稳，易喜易忧，腰膝酸软，头晕耳鸣，舌红，少苔，脉沉细而数。

2．肝肾阴虚证

头晕目眩，心烦易怒，潮热汗出，五心烦热，胸闷胁胀，腰膝酸软，口干舌燥，尿少，便秘，舌红，少苔，脉沉弦细。

3．脾肾阳虚证

头昏脑胀，忧郁善忘，脘腹满闷，嗳气吞酸，呕恶少食，神疲倦怠，腰酸肢冷，肢体浮肿，大便稀溏，舌胖大、苔白滑，脉沉细弱。

四、针灸治疗

1．基本治疗

（1）治法：调理冲任，健脾、补肝肾。

（2）取穴：

1）主穴：三阴交、肾俞、关元、足三里。

2）配穴：心肾不交证，配百会、内关、神门、太溪；肝肾阴虚证，配太溪、太冲、百会；脾肾阳虚证，配太溪、气海、脾俞。

（3）方义：三阴交为足太阴脾经腧穴，又是足三阴经交会穴，因而刺激三阴交穴可调理肾、肝、脾三脏，理气活血，使气血充足，胞宫得养，冲任得充。肾俞为足太阳膀胱经腧穴，能滋补肾精、调理冲任、调益阴阳、充养先天。关元为任脉穴，与胞宫、冲脉、督脉、足阳明胃经、足三阴等联系密切，具有培肾固本，补益精血，调理冲任，调养机体元气、维持生命机能的作用，能激发经络之气。足三里穴为足阳明胃经合穴，具有调理脾胃、补中益气、通经活络、扶正祛邪的功效。

（4）操作：补法或平补平泻，可灸。针刺留针30分钟，每日1次，10次为1个疗程。每个疗程间隔3～5日。

五、典型病例

王某，女，50 岁，近 1 年来，月经先后无定期，情绪易波动，脾气急躁易怒，经期两胁及乳房胀痛，喜叹息，烦躁不安，腹胀纳呆。舌红，少苔，脉弦细。

1. 诊断

（1）中医诊断：绝经前后诸证（肝肾阴虚）。

（2）西医诊断：更年期综合征。

2. 治疗

（1）针刺取穴：三阴交、肾俞、关元、足三里、太溪、百会、太冲。

（2）操作：毫针刺，先针背俞穴，再刺其他腧穴，留针 30 分钟。每日 1 次。

3. 效果

经治疗 3 个疗程，患者诸症消失。

【按语】

百会穴为诸阳之会，属于督脉，上通于脑，下连于肾，具有疏通气滞、安神醒目之功。肾俞为足太阳膀胱经腧穴，取之能调理冲任、滋补肾精，提高免疫力。太冲穴为肝经输穴、原穴，能够泻肝火；太溪穴乃肾经原穴，能够滋阴益肾。二穴合用，能滋水涵木、平肝潜阳。足三里为胃经合穴，能补中益气，调理脾胃，舒经活络，祛邪扶正，也能调节机体抵抗力，增强抗病能力。足三里与三阴交两穴合取，具有补气益血、生精充髓之效。关元为任脉穴，与足三阴、足阳明胃经、胞宫、冲督二脉等有着密切的联系，具有培肾固本，调理冲任，补气益血，调养机能之功效，取关元穴有益于延缓肾气不足、冲任不固导致的机体紊乱，有效改善更年期综合征，延缓衰老，益寿延年。

第三篇
皮肤科、外科、伤科病证

第二十七章　痤疮、粉刺（寻常性痤疮）

一、诊断

1. 中医诊断标准

中医诊断标准参考中华人民共和国中医药行业标准《中医病证诊断疗效标准》。

（1）主要症状：初期在毛囊口呈现大米粒大小红色丘疹，亦可演变成为脓疱。此后可形成硬结样白头粉刺或黑头粉刺，严重病例可形成硬结性囊肿。

（2）次要症状：多发于男女青春期之面部及胸背部，常伴有皮脂溢出。

（3）病程较长，青春期过后，多数可自然减轻。

具备主要症状、1个次要症状，结合病程即可确诊。

2. 西医诊断标准

西医诊断标准参考《临床诊疗指南·皮肤病与性病分册》[1]。

（1）一般青春期开始发病，呈慢性经过。

（2）发于面部、上胸及背部等皮脂腺发达部位。皮损为白头、黑头、粉刺、毛囊性红丘疹、脓疱、结节、囊肿和瘢痕，常伴有皮脂溢出。

二、辩证分型

1. 肺经风热证

黑头或白头粉刺，红色丘疹，可伴少量小脓疱，或有痒痛。可伴有口干、便秘。舌红，苔薄黄，脉浮数。

2. 脾胃湿热证

皮肤油腻，以疼痛性丘疹和脓疱为主，或有结节。可伴有口臭，便秘、尿赤。舌质红，苔黄或黄腻，脉滑。

---

[1]　中华医学会编著：《临床诊疗指南·皮肤病与性病分册》，人民卫生出版社2006年版。

3．痰瘀互结证

皮损主要为结节及囊肿，反复发作，容易形成瘢痕。可伴有大便干结。舌质暗，或有瘀斑、瘀点，苔腻，脉弦滑。

4．冲任不调证

女性患者，月经前皮疹加重，皮疹多发于口周或下颌，或伴月经前后不定期，经前乳房、小腹胀痛，舌红，脉细或弦。

三、治疗方案

（一）针灸治疗

1．针刺治疗

（1）治法：清热解毒，散郁消痤。取督脉穴及手足阳明经穴为主。

（2）取穴：

1）主穴：大椎、合谷、曲池、内庭、阳白、四白。

2）配穴：肺经风热，配少商、尺泽；肠胃湿热，配足三里、阴陵泉；冲任不调，配血海、三阴交。

（3）方义：《黄帝内经》曰："寒薄为皶，郁乃痤。"督脉为诸阳之会，大椎为督脉与三阳经交会穴，可透达诸阳经之郁热；阳明经脉上循于面，且手阳明与肺经相表里，肺主皮毛，故取合谷、曲池、内庭，以清泻阳明邪热；四白、阳白为局部取穴，可疏通局部气血，使肌肤疏泄功能得以调畅。

（4）操作：针刺以捻转提插泻法，大椎点刺出血后加拔火罐。留针30分钟，每日1次，10次为1个疗程。每个疗程间隔3～5日。

2．耳针

交感、肺、脾、胃、大肠、神门、内分泌、皮质下、肾上腺、面颊、耳尖。每次选用2～3穴，采用毫针刺法，或压丸法，耳尖可点刺放血。

3．挑刺疗法

以三棱针或一次性注射针头，取第3—5胸椎棘突旁开3寸范围内的阳性反应点或腧穴。用三棱针挑断皮下部分纤维组织，使之出血少许，每周1～2次。

4．放血疗法

在尺泽、委中穴附近寻找瘀络放血，放血量以5～10 mL为宜。每7～10天1次，5次为1个疗程。

5．自血疗法

适用于病程长，皮疹重，药物治疗欠佳者。可抽取患者静脉血，选足三里、曲池、三阴交、血海等穴位，每次选1～2组穴位，每穴注射1 mL左右，隔日1

次，5 次为 1 个疗程。

（二）辨证用药

1. 肺经风热证
（1）治法：疏风清肺。
（2）推荐方药：枇杷清肺饮加减。

2. 脾胃湿热证
（1）治法：清热利湿。
（2）推荐方药：茵陈蒿汤合泻黄散加减。

3. 痰瘀互结证
（1）治法：化瘀散结。
（2）推荐方药：海藻玉壶汤合桃红四物汤加减。

4. 冲任不调证
（1）治法：调理冲任。
（2）推荐方药：二仙汤合知柏地黄丸加减。

（三）外治法

1. 中药面膜
辨证选取清热解毒、化瘀散结类中药研细末，用水调成糊状涂于面部。

2. 中药外洗
辨证选取清热解毒、化瘀散结类中药适量，煎水外洗。

3. 中药外搽
取颠倒散或如意金黄散或赛金化毒散，用水或花露调成糊状外用。

4. 中药熏蒸
辨证选取清热解毒、化瘀散结类中药熏蒸，可选用智能型中药熏蒸汽自控治疗仪进行治疗。

5. 剔痤清疮
常规消毒结节囊肿后，清除表面或囊肿内脓分泌物。

四、典型病例

张某，女，20 岁，初诊日期为 2021 年 7 月 10 日。

主诉：面部暗疮反复发作 5 个月。

病史：患者诉近 5 个月来面部反复出现大小不等的丘疹、脓疱，脓疱尖部可见白色粉状物，结痂后留有瘢痕，每食海鲜、油炸之品后加重。为寻中医治疗特前来求诊。

症见：患者神情，精神欠佳，面部大小不等丘疹、脓疱，部分已结痂，口干口臭，睡眠欠佳，小便可，大便干结。

查体：舌红，苔黄腻，脉滑数。

1. 诊断

（1）中医诊断：粉刺（脾胃湿热证）。

（2）西医诊断：毛囊炎。

2. 治疗

（1）治疗原则：清热利湿。

（2）针刺取穴：大椎、合谷、曲池、内庭、阳白、四白、尺泽、阴陵泉。

（3）操作：针刺以捻转提插泻法，留针30分钟，每日1次，10次为1个疗程；每疗程间隔3～5日。

（4）三棱针挑刺：魄户（双）、膏肓俞（双）、神堂（双），于穴位上或附近寻找阳性反应点进行挑刺；挑刺后，在挑刺点拔火罐5分钟吸出少许血，隔日1次，5次为1个疗程。

（5）耳针：肺、大肠、心、内分泌、肾上腺、面颊区、额，两耳交替贴压，每日按压3～5次，每穴按压1分钟左右，10日为1个疗程。

3. 效果

患者经1个疗程治疗后，痤疮数量减少，大便通畅。治疗3个疗程后，痤疮全部消失，临床治愈。随访半年无复发。

【按语】

本病以青少年多见，临床治疗以针刺调理脏腑，配合挑刺、放血等疗法可清泄郁热，迅速缓解症状，获良效。

第二十八章　痔疮

一、诊断

1. 中医诊断标准

中医诊断标准参考中华人民共和国中医药行业标准《中医病证诊断疗效标准》。

症状：发生于齿线以下的肛缘赘皮，多伴红、肿、疼痛或形成圆形肿物；主要临床症状包括自觉疼痛，肛门坠胀，有异物感。

2. 西医诊断标准

西医诊断标准参考中华医学会外科学分会结直肠肛门外科学组、中华中医药学会肛肠病专业委员会、中国中西医结合学会结直肠肛门病专业委员会联合制定的《痔临床诊治指南（2006 版）》①。

（1）炎性外痔：肛缘皮肤由于炎症刺激引发肛缘肿物，伴红、肿、疼痛。

（2）血栓性外痔：痔外静脉破裂，血液凝结于皮下，在肛缘形成圆形肿物。

二、辩证分型

1. 气滞血瘀证

肛缘肿物突起，排便时可增大，有异物感，可有胀痛或坠痛，局部可触及硬性结节。舌紫暗，舌苔薄黄，脉弦涩。

2. 湿热下注证

肛缘肿物隆起，灼热疼痛或局部有分泌物，便干或溏。舌质红，舌苔黄腻，脉滑数。

---

① 中华医学会外科学分会结直肠肛门外科学组、中华中医药学会肛肠病专业委员会、中国中西医结合学会结直肠肛门病专业委员会：《痔临床诊治指南（2006 版）》，载《中华胃肠外科杂志》2006 年第 5 期，第 461－463 页。

三、治疗方法

（一）针刺治疗

1. 基本治疗

（1）治法：清热利湿，消瘀止痛。取足太阳经及督脉穴为主。

（2）取穴：

1）主穴：承山、次髎、长强、二白、委中。

2）配穴：湿热下注，配大肠俞、阴陵泉；气滞血瘀，配脾俞、百会；便秘，配天枢、上巨虚；便后出血，配孔最、膈俞。

（3）方义：承山、次髎均为膀胱经穴，《灵枢·经别》记载："足太阳之正，别入于腘中，其一道下尻五寸，别入于肛。"取二穴清泻肛肠湿热、疏导膀胱经气而消瘀滞；长强穴属督脉，位近肛门，刺之直达病所，清利湿热；二白为治疗痔疮的经验效穴。

（4）操作：从长强沿尾骶骨内壁进针1～1.5寸，余穴毫针常规刺。气虚下陷脾俞、百会宜用温针灸法。委中穴附近找瘀络放血，放血量以10～20 mL为宜，瘀络重者可放血达70～80 mL。放血疗法每10天1次，5次为1个疗程。针灸每日1次，10次为1个疗程。每个疗程间隔3～5日。

2. 其他治疗

（1）耳针：肛门、直肠、大肠、神门、脾、肾上腺，每次选用2～4穴，采用毫针刺法，或压丸法。

（2）三棱针挑治：取第7胸椎至腰骶部范围内痔点（紫红色或粉红色丘疹，以腰骶部接近督脉的痔点疗效较好）进行挑刺。每次选一个痔点，常规消毒，用三棱针将挑治部位的表皮纵行挑破2～3分，然后再向深部挑，将皮下白色纤维样物挑断，挤出血液或黏液。每周1次，5次为1个疗程。

（二）辨证选择口服中药汤剂或中成药

1. 气滞血瘀证

（1）治法：理气化瘀。

（2）推荐方药：活血散瘀汤加减。

2. 湿热下注证

（1）治法：清热利湿。

（2）推荐方药：萆薢渗湿汤或四妙丸加减。

（三）中药熏洗

（1）主要采用苦参汤加减。苦参、蛇床子、白芷、金银花、菊花、黄柏、地肤子、石菖蒲、忍冬藤等煎水，每日2次，7次为1个疗程。

（2）操作方法：熏洗前应先揭去敷料、排空二便。熏洗温度以40～45℃为宜，熏洗时间为每次5分钟。年老体弱者应有家属或护工陪护，水温不宜过高，以免烫伤。每天2次，7天为1个疗程。在熏洗期间，护理人员应询问患者的自我感觉，并观察创面及周围皮肤情况。如有皮疹、湿疹、皮肤瘙痒，应采取相应的措施。

（四）中药外敷

可选用马应龙麝香痔疮膏、肛泰软膏、九华膏等，外涂于患处，每天2次，7天为1个疗程。

（五）健康指导

1. 休息

注意休息，避免久坐，不要挤压患处。

2. 排便

软化大便，保持大便通畅，切勿努挣大便以防诱发大出血。

3. 预防

向患者解释病情，传授痔疮的预防和保健常识。

4. 饮食

饮食宜清淡，少食刺激、辛辣食物，多食瓜果蔬菜，在膳食中增加粗纤维。

四、典型病例

于某，男，36岁，教师，初诊日期为2019年10月8日。

主诉：肛周疼痛伴大便带血4月，加重2天。

病史：4个月前无明显诱因出现肛周疼痛、有异物感，大便带血，于外院肛肠科诊断为环形内痔，经中西药治疗未见明显减轻。2天前因饮酒致便血加剧，遂来就诊。

症见：肛周疼痛、有灼热感，排便时加重，大便带血，色鲜红，纳可，眠欠佳，小便调；舌质暗红，边有齿印，舌苔偏厚，脉滑数。

1. 诊断

（1）中医诊断：痔疮（肝郁脾虚，湿热下注）。

（2）西医诊断：内痔。

2．治疗

（1）取穴：次髎、长强、承山、二白、百会、脾俞、中极、阴陵泉、神阙、委中。

（2）操作：百会、脾俞用捻转提插补法并用温针灸，神阙艾灸，余穴用泻法；委中用放血疗法。

3．效果

经针灸治疗 5 次后，患者肛周疼痛、灼热感消失，虽有便血，但出血量减少。治疗 10 次后，患者肛周不适感及便血完全消失。治疗 2 个疗程后电话随访，病情稳定，1 年内无复发。

【按语】

针灸可缓解痔疮症状，配合放血疗法，可祛瘀生新，促进痔疮愈合，甚至痊愈，临床效果显著。患者平素应少食辛辣刺激性食物，保持大便通畅；坚持做肛提肌锻炼，有助于减轻症状或避免愈后复发。

第二十九章　风疹（荨麻疹）

一、诊断

1. 中医诊断标准

中医诊断标准参考中华人民共和国中医药行业标准《中医病证诊断疗效标准》。

（1）发病突然，皮损为大小不等、形状不一的水肿性斑块，界限清楚。

（2）皮疹时起时落，剧烈瘙痒，发无定处，消退后不留痕迹。

（3）病情反复发作，迁延不愈。

2. 西医诊断标准

西医诊断标准参考《临床诊疗指南·皮肤病与性病分册》[①] 和《中国临床皮肤病学》[②]。

（1）皮疹为大小不等的风团，色鲜红，也可为苍白色，孤立存在或融合成片，数小时内风团减轻，变为红斑而逐渐消失。但不断有新的风团出现。

（2）全身症状一般较轻，风团时多时少，反复发生，病程在 6 周以上。

二、辩证分型

1. 风热犯表证

好发于青壮年，风团色鲜红，遇热皮损发作或加重，灼热剧痒，或伴发热、恶寒，口干苦，咽痛。舌边尖红，苔薄黄或白干，脉浮数。

2. 风寒束表证

风团色白或淡红，遇风寒发作或加重，得暖则减，口不渴。舌质淡，苔白，脉浮紧。

---

① 中华医学会编著：《临床诊疗指南·皮肤病与性病分册》，人民卫生出版社 2006 年版。

② 赵辨主编：《中国临床皮肤病学》，江苏科学技术出版社 2010 年版。

3．胃肠湿热证

风团色红，发作时伴有腹痛，纳呆，大便秘结或便溏，甚至恶心呕吐。舌质红，苔黄腻，脉濡数或滑数。

4．血虚风盛证

风疹块风团反复发作，色淡，瘙痒，延续数月或数年，劳累后发作或加剧。舌质淡，苔薄，脉濡细。

三、治疗方法

（一）针灸疗法

1．基本治疗

（1）治法：祛风和营止痒。取手阳明、足太阴经穴为主。

（2）取穴：

1）主穴：曲池、合谷、血海、委中、膈俞。

2）配穴：风邪侵袭，配外关、风池；胃肠积热，配足三里、天枢；血虚风燥，配足三里、三阴交；呼吸困难，配天突；恶心呕吐，配内关。

（3）方义：病在阳之阳（皮肤）者，取阳之合，故取手阳明大肠经之合穴曲池，与合谷同用，善于开泄，既可疏风解表，又能清泻阳明，故凡瘾疹无论外邪侵袭还是胃肠积热者皆可用之；本病邪在营血，膈俞为血之会穴，可活血祛风；委中又名血郄，且为足太阳之合，与血海同用，可理血和营，取"治风先治血，血行风自灭"之意。

（4）操作：针刺以捻转提插补泻法为主。每日 1 次，10 次为 1 个疗程。每个疗程间隔 3 ～ 5 日。委中、膈俞刺血，出血量以 5 ～ 10 mL 为宜，每 10 天1 次。

2．其他治疗

（1）耳针：风溪、耳中、神门、肾上腺、肺、胃、大肠，每次选用3 ～ 4穴，采取毫针刺法，或埋针法、压丸法。

（2）拔罐：取神阙穴，拔火罐，留罐5分钟，反复拔罐 3 次左右，至局部充血。

（3）皮肤针：取风池、血海、曲池、风市、夹脊（第2—5胸椎、第1—4骶椎），用重叩法至皮肤隐隐出血为度。

（4）自血疗法：取曲池、血海、足三里、膈俞、肺俞，每次选用1 ～ 2 穴，抽取患者静脉血，每穴注射 0. 5 ～ 1 mL，如图29 – 1所示。隔日 1 次，5 次为 1个疗程。

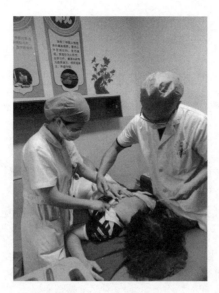

图 29 - 1 自血疗法

（5）火针疗法：取曲池、血海、足三里，每次取 1 ～ 2 穴，将中粗火针置酒精灯上烧红至白亮，迅速刺入，每穴点刺 2 ～ 3 下，病重则深刺，热证可点刺出血少量。隔日 1 次，5 次为 1 个疗程。

（二）辨证选择口服中药汤剂或中成药

1. 风热犯表证
（1）治法：疏风清热。
（2）推荐方药：消风散合荆防方加减。

2. 风寒束表证
（1）治法：祛风散寒。
（2）推荐方药：麻黄汤合玉屏风散加减。

3. 胃肠湿热证
（1）治法：清利湿热。
（2）推荐方药：平胃散合防风通圣散加减。

4. 血虚风盛证
（1）治法：养血息风。
（2）推荐方药：当归饮子加减。

（三）中药洗剂

风团色红，瘙痒，可用中药（如羌活、荆芥、防风、浮萍、苦参等）煎煮外洗。

（四）健康指导

1. 生活起居

指导患者生活规律，起居有常，戒烟戒酒，避免外伤和滥用药物，以防本病复发。

2. 饮食调理

合理调配饮食，少食油腻食物，忌食酒类、辛辣刺激、腥发动风之品。

3. 情志调摄

多与患者沟通，可采用倾听、安慰患者的方法，避免暴怒、急躁等不良情绪，保持心情舒畅。

四、典型病例

李某，女，34 岁，初诊日期为 2019 年 1 月 9 日。

主诉：周身皮肤出现疹块伴瘙痒半年，加重 1 周。

病史：患者近半年来周身皮肤经常出现"风疹块"，时轻时重，瘙痒异常，双上肢尤甚，遇风寒易发，每逢食鱼、虾等食物，发病迅速，瘙痒更甚。既往有多种药物过敏史。患者近 1 周因受风寒，周身出现风疹团块，伴瘙痒，为接受系统中医治疗，遂来求治。

症见：神清，精神疲倦，坐卧不宁，呼吸急促，周身风疹团块，伴瘙痒、胸闷、憋气，食欲不振，夜寐欠佳。

查体：周身皮肤均可见"风疹块"，此起彼伏、疏密不一，颜色或红或白。舌淡红，苔薄白，脉浮数。

1. 诊断

（1）中医诊断：风疹。

（2）西医诊断：荨麻疹。

2. 治疗

（1）治疗原则：祛风散邪止痒。

（2）针灸取穴：风池、曲池、血海、肩髃、合谷、三阴交、神阙。火针取穴：曲池、足三里。

（3）操作：从风池垂直皮肤直刺入 0.5 ～ 0.8 寸，施捻转泻法 1 分钟；曲池直刺入 1 ～ 1.2 寸，施捻转泻法 1 分钟；血海直刺入 0.8 ～ 1.2 寸，施捻转泻法 1 分钟；三阴交直刺入 1 ～ 1.5 寸，施捻转泻法 1 分钟；肩髃直刺入 1 ～ 1.5 寸，施提插泻法 1 分钟；神阙穴拔火罐，留罐 5 分钟。留针 30 分钟，每日 1 次。

3．效果

治疗第 2 天，患者精神好转，周身皮肤瘙痒较前减轻，"风疹块"部分消散，颜色或红或白，加用自血疗法注射血海穴。治疗第 7 天，患者精神可，偶感周身皮肤瘙痒，"风疹块"基本消散。治疗第 10 天，患者精神好，无皮肤瘙痒感，"风疹块"全部消散。

【按语】

针灸治疗急性瘾疹效果较好。本病若多次反复发作，须查明原因，做针对性治疗。对于慢性患者，需加用自血疗法及火针疗法，以调解免疫、改善体质，方可收到满意疗效。

发病过程中若出现心慌、胸闷、呕吐、呼吸困难等症，应采取综合治疗措施。

治疗期间，应忌食辛辣、酒精、鱼腥、牛肉、鸡、鸭、鹅等刺激性食物及发物。

第三十章　急性腰扭伤

一、诊断

1．中医诊断标准

中医诊断标准参考中华人民共和国中医药行业标准《中医病证诊断疗效标准》。

（1）有腰部扭伤史，多见于青壮年。

（2）腰部一侧或两侧剧烈疼痛，活动受限，不能翻身、坐立和行走，常保持一定强迫姿势，以减少疼痛。

（3）腰肌和臀肌痉挛，或可触及条索状硬结，损伤部位有明显压痛点，脊柱生理弧度改变。

（4）X线片检查结果显示腰椎生理前凸改变，椎间隙可能变窄，边缘可有骨赘。

2．西医诊断标准

西医诊断标准参考中华医学会编著的《临床诊疗指南·骨科分册》①。

（1）典型表现：①多有明显急性腰扭伤史；②常见于青壮年体力劳动者，下腰段为好发部位；③腰骶部有明显疼痛点和肌痉挛，伴脊柱侧弯，有明显的放射性牵涉痛，咳嗽、小便时加重。

（2）查体有明显的局限性压痛点。肌痉挛、僵硬，脊柱侧凸畸形，活动受限。

（3）X线平片检查常无明显阳性发现。

根据外伤后腰骶部疼痛、肌痉挛，有明显的放射性牵涉痛，咳嗽、小便时加重，有明显的局限性压痛点，肌痉挛、僵硬，X线平片常无明显阳性发现等可确定诊断。

---

① 中华医学会编著：《临床诊疗指南·骨科分册》，人民卫生出版社 2009 年版。

二、辩证分型

1．气滞血瘀证

腰部有外伤史，腰痛剧烈，痛有定处，刺痛，痛处拒按，腰部板硬，活动困难，舌质暗紫，或有瘀斑，舌苔薄白或薄黄，脉沉涩。

2．湿热内蕴证

伤后腰痛，痛处伴有热感，或见肢节红肿，口渴不欲饮，小便短赤，或大便里急后重，舌质红，苔黄腻，脉濡数或滑数。

三、治疗方案

（一）针灸疗法

1．基本治疗

（1）治法：通经活络，舒筋止痛。取局部穴位为主。

（2）取穴：

1）主穴：阿是穴、腰痛点、委中、后溪。

2）配穴：脊柱处疼痛，配百会、水沟；脊旁疼痛，配手三里。

（3）方义：阿是穴可通调局部经脉、络脉及经筋之气血，通经止痛；委中为足太阳膀胱经穴，"腰背委中求"，可疏调腰背部膀胱经之气血；腰痛点为经验用穴；后溪为手太阳小肠经输穴，手、足太阳同名经脉气相通，"输主体重节痛"，后溪穴又为八脉交会穴之一，通督脉，故针刺该穴可行气血而通经络，使受伤组织功能恢复正常。

（4）操作：针刺用捻转提插泻法。一般宜先针远端穴位，配合腰部活动。委中穴用三棱针放血。

2．其他治疗

（1）拔罐：取阿是穴，常规消毒后用三棱针点刺出血后拔罐。

（2）耳针：取腰骶椎、神门，行毫针刺法，或压丸法。

（3）腕踝针：取踝上6区、5区。常规操作，留针期间嘱患者多活动腰部。

（二）手法治疗

1．理筋手法

（1）松腰法：包括掌根揉按、肘点腰骶、推散法等。

（2）俯卧位扳压法：患者取俯卧位，术者用两手从胸背部至腰骶部的两侧，

151

自上而下轻轻揉按，以缓解腰肌紧张和痉挛。然后按压揉摩阿是穴、腰阳关、命门、肾俞、大肠俞、次髎等穴，以镇静止痛。最后术者用左手压住腰部痛点，用右手托住患侧大腿，摇晃拔伸数次后，用力做反向扳动。

2. 正骨手法

斜扳法：患者侧卧床上，位于上面的下肢屈髋屈膝 90°，位于下面的下肢伸直位。医者一手扶持肩前部，另一手扶持臀部，两手用力，方向相反，力量相等，进行推拉（注意交叉点在患椎上），当遇到阻力时，突然加大推拉力，常听到"咯"的一声。然后患者改为另一侧侧卧位，按上述操作方法进行，手法告毕，如图 30 - 1 所示。

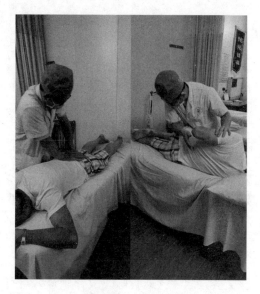

图 30 - 1　斜扳法

（三）敷贴

应用活血化瘀、通络止痛类中药膏药等敷贴患处。

（四）辨证选择口服中药汤剂或中成药

1. 气滞血瘀证

（1）治法：活血化瘀，行气止痛。

（2）推荐方药：身痛逐瘀汤加减。

2. 湿热内蕴证

（1）治法：清湿利热，化瘀止痛。

（2）推荐方药：加味二妙丸加减。

（五）封闭疗法

有明显的局限性痛点，可用双氯芬酸钠利多卡因注射液 2 mL 注射痛点。

四、功能锻炼

早期卧床休息，后期功能锻炼，如采用五点式法：患者取仰卧位，把头部、双肘及双足跟 5 个点作为支撑点，用力向上挺腰抬臀，进行腰背肌功能锻炼。应循序渐进、逐渐增加、避免疲劳和损伤。

五、典型病例

（一）病例一

钟某，男，40 岁，初诊日期为 2020 年 9 月 8 日。

主诉：腰部扭伤致腰部疼痛 2 小时。

病史：患者在搬动重物时用力不当致腰部扭伤疼痛 2 个小时，腰部疼痛伴活动受限，尤其不敢收腹，下蹲，动则痛甚。

查体：患者呈强迫体位，不敢转侧，右侧腰肌痉挛，平第 3 椎腰横旁开 2 寸处有压痛点。

实验室检查：腰椎 X 线摄片显示，腰椎生理曲度存在，腰 1—4 椎轻度骨质增生，椎体、附件未见异常。

1. 诊断

（1）中医诊断：腰痛（气滞血瘀）。

（2）西医诊断：急性腰扭伤。

2. 治疗

（1）治疗原则：活血化瘀、行气止痛。

（2）取穴；腰痛点（左）、委中、阿是穴。

（3）操作：先用细三棱针点刺委中放血，然后针刺腰痛点（左），用捻转提插泻法 3 分钟后让患者取俯卧位，再取阿是穴点刺放血拔罐。

3. 效果

经以上治疗后，患者腰痛明显减轻，可自由弯腰、下蹲，功能活动基本恢复。隔天又巩固治疗 1 次，腰痛消失而愈。

（二）病例二

孙某，女，35 岁，初诊日期为 2021 年 5 月 26 日。

主诉：扭伤致腰痛 1 天。

病史：患者 1 天前因搬重物，扭伤腰部，腰痛不能俯仰或转身，自敷止痛膏，疼痛不解，故前来就诊。

查体及实验室检查：腰 3—5 椎中间及右旁压痛，疼痛拒按，右侧腰部肌肉痉挛，舌暗红，苔薄，脉弦涩。

1. 诊断

（1）中医诊断：腰痛（气滞血瘀）。

（2）西医诊断：急性腰扭伤。

2. 治疗

（1）治疗原则：行气活血通络。

（2）取穴：委中（右）、水沟、后溪（左）、支正（左）。

（3）操作：用捻转提插泻法，先刺委中穴放血后患者症状减轻，继则针刺水沟、后溪（左）、支正（左）后令患者活动腰部，而后留针 30 分钟。

3. 效果

起针后，患者腰痛消失、活动自如，临床治愈。

【按语】

急性腰扭伤为临床常见病，针刺治疗疗效快捷，临床治疗以委中放血为首选，脊柱正中疼痛属督脉病变，椎旁腰部病变范围可涉及太阳、少阳经，治疗时辨明病属何经，取穴准确，方可取得良效。

第三十一章　落枕（颈部肌肉扭伤）

一、概述

落枕是以颈部疼痛、颈项僵硬、转侧不便为主要表现的颈部软组织急性扭伤炎症。落枕的发病通常在入睡前无任何症状，晨起后会感到项背部酸楚、疼痛，颈部活动受限，该病与睡枕及睡眠的姿势关系密切。

西医学认为本病多见于颈肌，也就是胸锁乳突肌、斜方肌等肌肉的劳损性病变和颈椎关节突关节滑膜，以及肌肉筋膜的炎症引起的颈项强痛和活动障碍。

落枕属于祖国医学中的失枕和失颈的范畴，中医认为本病是由于睡眠时姿势不当，枕头软硬不合适、高低不平引起的颈部气血不和、经脉挛缩而导致。

二、诊断

1. 中医诊断标准

中医诊断标准参考中华人民共和国中医药行业标准《中医病证诊断疗效标准》。

（1）一般无外伤史，多因睡眠姿势不良或感受风寒后所致。

（2）急性发病，睡眠后一侧颈部出现疼痛、酸胀，可向上肢或背部放射，活动不利，活动时伤侧疼痛加剧，严重者使头部歪向病侧。

（3）患侧常有颈肌痉挛，胸锁乳突肌、斜方肌、大小菱形肌及肩胛提肌等处压痛，在肌肉紧张处可触及肿块和条索状的改变。

（4）颈椎 X 线可见退行性变或未见明显异常。

2. 西医诊断标准

西医诊断标准参考《简明脊柱外科学》①。

（1）突然发病，常因睡觉姿势不当所致。

（2）颈部疼痛及活动受限，疼痛主要在颈部，也可以模糊地放射至头部、

---

① 张绍文、邓强主编：《简明脊柱外科学》，甘肃文化出版社 2009 年版。

背部和上肢。

（3）受累的肌肉多为斜方肌、肩胛提肌及胸锁乳突肌等，或颈部筋膜和韧带组织等；发病时该处肌肉痉挛，有广泛压痛。

（4）颈椎 X 线片检查常无明显异常，少数患者侧位片可见颈椎生理性前凸减小或变直，关节间隙增宽等。

三、辨证分型

1. 瘀滞证

晨起颈项疼痛，活动不利，活动时患侧疼痛加剧，头部歪向患侧，局部有明显压痛点，有时可见筋结。舌紫暗，脉弦紧。

2. 风寒证

颈项背部僵硬疼痛，拘谨麻木。可兼有浙浙恶风，微发热，头痛等表证。舌淡，苔薄白，脉弦紧。

四、治疗

（一）针刺疗法

1. 取穴

后溪（健侧）、悬钟（健侧）、风池（患侧）、阿是穴（患侧），针用泻法。

2. 操作

（1）前屈后伸功能障碍可针刺后溪穴，同时嘱患者在行针中向前、后活动颈项部。

（2）左右侧屈功能障碍可针刺悬钟穴，同时嘱患者在行针中向左、右活动颈项部。

（3）风池、阿是穴直刺，行捻转泻法。

（二）艾灸

风寒证可艾灸大椎及阿是穴。

（三）推拿治疗

1. 基础手法

（1）患者坐位，医者以点揉手法刺激远端穴位（如落枕穴、手三里、合谷、后溪等），以局部酸胀为度，并让患者配合颈部各个方向转动，患者转动动作应缓慢。

（2）患者取坐位或俯卧位，医者以滚法沿着患者的肩背部、项背部肌肉起止点方向，使患者紧张的肌肉得到放松。

（3）患者取坐位或俯卧位，医者点揉患者的肩井、风池、风府、阿是穴等主要穴位，以局部酸胀为度。

2．辨证加减

（1）瘀滞证以松解类手法为主，可加推揉颈肩部肌肉，从颈枕部向肩峰部，顺着肌肉走行；施术时可配合外用药膏。

（2）风寒证以松解类手法为主，可施拿法于风池、肩井、曲池等腧穴，颈项部施以擦法。

（3）伴有滑膜嵌顿者可以关节调整类手法为主，加颈椎拔伸法；小关节紊乱加颈椎扳法；注意幅度及力量控制，在患者配合下施术。

（四）刮痧疗法

风寒证颈项部肌肉痉挛明显者，在颈项部施以刮痧治疗，从颈枕部顺着肌肉走行方向刮向肩峰部；可配合外用药膏。

五、健康指导

（1）适枕休息，注意颈部保暖，忌劳累。
（2）适当进行颈部功能锻炼。

六、典型病例

麦某，女，29 岁，颈项部疼痛，活动受限 1 天。

病史：2019 年 12 月 10 日初诊，患者于 12 月 9 日早上起床后无明显诱因出现颈项部疼痛僵硬感，在家休息未见好转，为进一步治疗，遂来门诊就诊。

症见：神清，颈部疼痛，活动受限，无恶寒发热、恶风头痛，无头晕，无胸痛、胸闷，纳眠可，二便调，舌红苔薄白，脉弦紧。

体格检查：颈部右侧肌肉紧张，局部压痛（＋），颈部前屈后伸及左右转动受限。

实验室检查：颈椎正侧位 DR 检查显示，颈椎骨、关节未见异常。

1．诊断

（1）中医诊断：落枕（风寒证）。
（2）西医诊断：颈部肌肉扭伤。

2. 治疗

（1）治法：祛风散寒，舒筋通络。

（2）取穴：后溪（左）、悬钟（左）、风池（双）、百劳（双）、大杼（双）。

（3）操作：先针刺后溪、悬钟穴，针刺以捻转提插泻法，并令患者活动颈部，然后针刺风池、百劳、大杼，每5分钟行针1次，留针30分钟。

（4）推拿治疗：行龙氏手法整复，予疏经理筋，止痉松解后再整复。

3. 效果

经一次治疗后症状消失，患者活动自如。半年后随访未复发。

【按语】

落枕一般多由于睡姿不良，感受风寒之邪，阻滞经络所致。颈项部疼痛僵硬，活动受限，针刺治疗远端穴位以健侧取穴，根据交经缪刺的原理，左病取右、右病取左。《标幽赋》记载："交经缪刺，左有病而右畔取；泻络远针，头有病而脚上针。"可以更好地促进经脉气血的运行，效专力宏，收到立竿见影的疗效。

第三十二章　颈椎病

一、概述

颈椎病是指颈部长期劳损致颈椎骨质增生，椎间盘变性、突出，韧带钙化等刺激颈部肌肉、神经、血管而出现的一系列综合征，亦称颈椎综合征。

中医学认为：素体虚弱，阳气不足，腠理不固，风寒湿邪乘虚侵袭而致此病。临床分为痹痛型、眩晕型、瘫痪型。

二、诊断标准

诊断标准参考国家中医药管理局 1994 年发布的《中医病症诊断疗效标准》。

（1）有慢性劳损或外伤史，或有颈椎先天性畸形，颈椎退行性病变。

（2）多发于 40 岁以上中年人，长期低头工作者或姿势不良者，往往呈慢性发病。

（3）颈、肩背疼痛，头痛、头晕，颈部僵硬，上肢麻木。

（4）颈部活动功能受限，病变颈椎棘突、患侧肩胛骨内上角常有压痛，可摸到条索状硬结，上肢肌力减弱或肌肉萎缩，臂丛牵拉试验阳性，压顶试验阳性。

（5）X 线正位摄片显示，颈椎关节增生，或张口位可有齿状突偏歪，侧位摄片显示颈椎曲度变直，或反 C 型侧弯，椎间隙变窄，有骨质增生或韧带钙化，斜位摄片可见椎间孔变小。CT、MRI 对定性、定位诊断有意义。

三、辨证分型

1. 痹痛型颈椎病

临床表现为颈部疼痛、上肢放射痛、颈部活动受限。

（1）风邪偏胜型：颈肩疼痛，位置不定，或痛在肩，或痛在肘，或痛及手部，关节活动不利，怕风。

（2）寒邪偏胜型：颈部疼痛，固定不移，疼痛较剧，甚者不能入睡；疼痛遇到寒冷时加重，热敷后好转；颈部僵硬感，活动受限。

（3）湿邪偏胜型：颈、背部疼痛，有沉重感；上肢疼痛，肌肤麻木不仁；不愿活动，易疲倦；伴有饮食不良、腹胀、大便稀等。病情反复发作，经久不愈。

2．眩晕型颈椎病

临床表现为头晕目眩、头昏、头痛、耳鸣、颈部活动受限，尤不能旋转，甚至可出现猝倒。

（1）气血两虚型：眩晕在动作后加重，劳累后发生，休息后好转；精神疲倦，心慌，记忆力下降，面色苍白，头颈无力。

（2）肝肾两虚型：眩晕，精神欠佳，记忆力下降，腰酸耳鸣，听力下降，视力下降。

（3）痰浊中阻型：眩晕、头昏、头重，昏昏欲睡，恶心呕吐，胸闷，食少，腹胀等。

3．瘫痪型颈椎病

临床表现为下肢麻力、无力，腿发软，易跌倒，行走不便，有踏棉花感，甚至可出现大小便障碍。患者常有头颈疼痛等表现。

（1）湿胜型：肢体困重，痿软无力，下肢麻木，行走易跌倒，或有胸闷，腹泻，食欲不佳等。

（2）肝肾亏虚型：下肢痿软无力，腰膝酸软，头眩，眼花，耳鸣，性功能下降；病情发展很慢。

（3）气血瘀滞型：下肢疼痛剧烈，位置固定不移，活动加剧；肢体有麻木感。

四、针灸治疗

1．针刺方法

（1）颈三线针刺法（从第3颈椎到第7颈椎两侧排针）：Ⅰ线位于斜方肌内缘，距脊柱正中线0.5寸；Ⅱ线位于斜方肌肌腹中；Ⅲ线位于斜方肌外侧缘。

1）颈型：急性发病时先取后溪（健侧）、阳池（健侧），后溪穴用1.5寸毫针刺入1.0～1.2寸，阳池穴用1寸毫针刺入2～3分，入针后即令患者左右活动颈部到最大范围；再取颈Ⅰ线，根据症状可配合Ⅱ线或Ⅲ线，用1.5寸毫针刺入1～1.2寸，用捻转泻法得气为度。

2）神经根型：主穴取颈Ⅰ线为主，深刺入1.5～2寸，用捻转泻法得气为度，可配合Ⅱ线、Ⅲ线，若有斜方肌痉挛不取Ⅱ线。配穴：肩髃、臂臑、曲池、手三里、外关、合谷、八邪。

3）椎动脉型：风池（双侧）、完骨（双侧）、天柱（双侧），可配合颈Ⅰ线、Ⅱ线或Ⅲ线。配穴：四神聪、太阳（双侧）、内关（双侧）。

4）交感型：主穴取颈Ⅲ线，针刺入0.5～1.2寸，用捻转泻法。配穴：内关（双侧）、神门（双侧）、三阴交（双侧）、曲池（双侧）、合谷（双侧）、风府、胸腔区（双侧）。

5）脊髓型：主穴取颈Ⅰ线深刺入约2寸左右。配穴：手足阳经穴、肾俞、气海俞、大肠俞、关元俞均取双侧。

（2）颈椎病反复发作者：温针灸气海俞、肾俞、关元俞、大肠俞，均取双侧。

（3）瘀血重或治疗效果不明显则辨经取穴放血治疗：少阳经痛在阳陵泉至绝骨穴区域找瘀络放血，太阳经痛在委中穴至承山穴区域找瘀络放血，阳明经痛在足三里至解溪穴区域找瘀络放血。放血量为10～20 mL，7～10天1次，重者可隔3～5日放血1次。

（4）眩晕甚者加百会温针灸或压灸百会穴。

以上配穴根据症状每次取3～4穴，以上穴位针刺得气后均留针30分钟，每10分钟行针1次，每天1次，10次为1个疗程。每个疗程间隔3～5日。

2．手法复位及颈牵引

（1）根据X线、CT、MRI等检查及手法触诊、神经定位诊断判断颈椎小关节错位类型，如前后滑脱式错位、左右旋转式错位、侧弯侧摆式错位、倾位或仰位式错位、钩椎关节错位、椎间隙变窄等，不同类型采用相应的手法复位及颈牵引。颈牵引15～30分钟，成人牵引重量为10～20 kg，如图32-1所示。小孩及瘦弱者适当减轻重量，以患者能耐受为度。

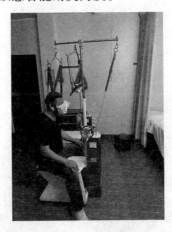

图32-1　颈牵引

（2）理筋松解手法。①先用轻柔的拿揉法自上而下拿揉双侧胸锁乳突肌、斜方肌（大致为少阳经、太阳经）8～10遍；②继而用轻柔且渗透力较强的一指禅推法，沿风府穴至大椎穴（督脉）、天柱穴至大杼穴（太阳经）、风池穴至肩井穴（少阳经）3条线（先健侧后患侧）自上而下推揉5～10分钟；③手指点穴：用手指按揉法依次点揉（一按三揉）天柱穴、风池穴、安眠穴、百劳穴、天鼎穴、大杼穴、肩井穴、天宗穴3遍（先健侧后患侧）。若合并上肢麻木、放射痛等症状，加点揉患侧缺盆穴、极泉穴、曲池穴、小海穴、手三里穴、内关穴、合谷穴、中渚穴、后溪穴；伴心悸、胸闷、焦虑等症状，可加点揉心俞穴、厥阴俞穴、神门穴、内关穴。

（3）颈椎旋转复位手法。①上颈段复位手法，以第2颈椎右偏为例。待患者颈部肌肉充分松解，颈椎活动度较前有所增大后，使患者端坐，嘱患者颈前屈约30°、左侧偏约30°、右侧旋约45°。医者站于患者右后方，左手拇指按压C2横突并固定，余四指置于颞部，右手扶持左面部，在一瞬间右手向右旋转的同时，左手拇指迅速将横突轻推至左侧，听到"咯"一声或者左手拇指下有移动感，触之平复，患者感到压痛消失或者压痛明显减轻，表明复位成功。②下颈段复位手法，以颈5棘突偏左为例。患者取低端坐位，颈部稍前屈，医者站于患者后面，左手拇指触及颈5棘突左侧并固定之，右手扶持下颌部，使头右旋转约45°，此时右手向上轻轻牵提，同时，左手拇指迅速施力向右轻推，听到"咯"一声，拇指下有轻移动感，触之平复或改善，表明复位成功。

（4）以轻柔的拿揉法、弹拨法操作于颈、肩、上背部、上肢约5分钟，手法结束，如图32-2所示。

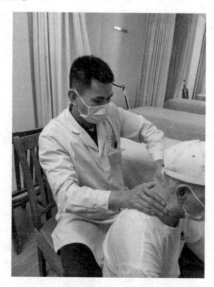

图32-2　拿揉法

五、功能锻炼

牵引治疗颈椎病后，患者在疾病康复期要有选择地进行动静结合的功能锻炼，应将颈部的体位护理与颈部的功能锻炼有机地结合在一起。应按照病情轻重，指导和鼓励患者积极进行相应的颈部医疗体操及肩背部的肌肉锻炼。锻炼方法较多，可选用动作简单、容易掌握，尤其适合中老年患者的方法。

1. 头颈部锻炼

让患者取站立位或坐位，两眼平视，双手叉腰，在深呼吸状态下做头颈部运动：头从正中分 3 次小幅度向右转动，再分 3 次转向正中，再分次向左转动，再分 3 次转向正中，反复 5 ～ 10 遍。

2. 颈部按摩

先用左手手心搓颈部右侧，来回搓揉，再用右手做相同动作至少 30 次。前屈后伸、左右侧屈、左右旋转活动颈部关节、肌肉、韧带，并配合上肢前伸、外展、后伸、上举等肩背部功能锻炼。如此反复练习多遍，每次 10 ～ 30 分钟。

整个过程要求动作轻柔、和缓、稳健，频频有序进行。每次练功时间应因人而异，不可操之过急。

六、典型病例

（一）病例一

林某，男，35 岁，因"颈肩部疼痛伴头痛头晕 1 个月"到医院针灸推拿科门诊求诊。

病史：患者自诉 1 个月前因长时间低头玩手机后出现颈肩部僵硬、疼痛，颈部各方向活动均明显受限，伴全头部剧烈胀痛，以双侧太阳穴处为甚，伴头部晕沉感，偶有右上肢麻木，在院外接受按摩、理疗，口服止痛药（具体不详）等均未见明显好转。性情急躁，纳眠差，二便调。

查体：生命体征正常，神清语利，表情痛苦，颈椎各方向活动均明显受限，颈曲变直，稍斜颈畸形（头向左侧偏，脸偏向右上方），右侧胸锁乳突肌、斜方肌痉挛，触及 C2 右侧棘旁饱满感、明显压痛，右侧肩井穴明显压痛。双侧臂丛神经牵拉试验（－）。舌淡红，苔薄黄，脉弦。

实验室检查：颈椎 X 线片显示，颈椎生理曲度变直，轻度骨质增生，寰枢关节间隙左右欠对称。

1. 诊断

混合型颈椎病。

2. 治疗

手法治疗，隔日 1 次，共 5 次。

3. 效果

患者经 5 次治疗后痊愈。分别于 1 周后、1 个月后、半年后、1 年后电话回访，患者均无不适症状。

【按语】

患者平素喜低头玩手机，致颈部软组织慢性劳损，颈部周围肌肉、韧带、椎间盘等软组织疲劳、退化，容易诱发本病。通过推拿手法可达到舒筋缓急、行气活血、整复移位的作用，但要注意复位手法需在松解手法后进行，切忌暴力手法，不生扳硬推，以免引发意外。

（二）病例二

肖某，女，35 岁，头晕反复发作 1 年余，加重 1 天。

病史：2018 年 5 月初诊，患者于 1 年前无明显诱因下出现头晕，症状反复，体位改变时加重，曾于外院行颈椎 X 线检查，结果显示：颈椎骨质增生。行针灸推拿治疗后症状反复，一日患者起床后头晕加重，翻身坐立头晕甚，遂来医院就诊。

查体：二便调，舌淡，苔薄白，脉沉细。

行颈椎 DR 正侧位加张口位片显示：颈椎骨质增生，寰枢关节半脱位。

1. 诊断

（1）中医诊断：眩晕（气血两虚）。

（2）西医诊断：椎动脉型颈椎病。

2. 治疗

（1）行龙氏颈椎手法整复，放松颈椎及寰枕关节周围肌肉后行仰头摇正法。

（2）针刺治疗。

1）治法：补益气血。

2）取穴：风池、完骨、天柱、曲池，均取双侧。

3）操作：每 10 分钟行捻转补法 1～3 分钟，留针 30 分钟。

3. 效果

经治疗 1 次后患者症状消失。随访半年无复发。

【按语】

椎动脉型颈椎病多因寰枢关节错位引起，患者出现头晕头痛并考虑颈椎病时须行张口位片以了解寰枢关节情况。伴有寰枢关节错位者行手法整复配合针刺，可对改善头部血循环起到立竿见影的疗效。

第三十三章　漏肩风（肩周炎）

一、诊断

（一）疾病诊断

1．中医诊断标准

中医诊断标准参考中华人民共和国中医药行业标准《中医病症诊断疗效标准》。

（1）50岁左右发病，女性发病率高于男性，右肩多于左肩，多见于体力劳动者，多为慢性发病。

（2）肩周疼痛，以夜间为甚，常因天气变化及劳累而诱发，肩关节活动功能障碍。

（3）肩部肌肉萎缩，肩前、后、外侧均有压痛，出现典型的"扛肩"现象。

（4）X线检查结果多为阴性，病程久者可见骨质疏松。

2．西医诊断标准

西医诊断标准参考《新编实用骨科学》[①]。

（1）症状与体征：该病呈慢性发病，多数无外伤史，少数仅有轻微外伤。主要症状是逐渐加重的肩部疼痛及肩关节活动障碍。疼痛位于肩前外侧，有时可放射至肘、手及肩胛区，但无感觉障碍。夜间疼痛加重，影响睡眠，不敢患侧卧位。持续疼痛可引起肌肉痉挛和肌肉萎缩。肩前、后方，肩峰下，三角肌止点处有压痛，而以肱二头肌长头腱部压痛最明显，当上臂外展、外旋、后伸时疼痛加剧。早期肩关节活动仅对内、外旋有轻度影响，检查时应固定肩胛骨，两侧比较。晚期上臂处于内旋位，各个方向活动均受限，但以外展、内外旋受限明显，前后方向的活动一般是存在的。此时，肩部肌肉明显萎缩，有时因并发血管痉挛而发生上肢血循环障碍，出现前臂及手部肿胀、发凉及手指活动疼痛等症状。

（2）X线检查：可无明显异常。肩关节MRI则有肩关节水肿；肩周炎后期

---

① 陶天遵主编：《新编实用骨科学》，军事医学科学出版社2008年版。

165

可出现严重的骨质疏松，特别是肱骨近端，重者有类似"溶骨性"破坏的表现，通过病史及局部查体很容易与骨肿瘤区别开来。

（二）疾病分期

疾病分期参考《肩周炎》[①]。

1. 粘连前期（持续时间为 10 ～ 36 周）

主要表现为肩周部疼痛，夜间加重，甚至影响睡眠，肩关节功能活动正常或轻度受限。

2. 粘连期（持续时间为 4 ～ 12 个月）

肩痛较为减轻，但疼痛酸重不适，肩关节功能活动受限严重，各方向的活动范围明显缩小，甚至影响日常生活。

3. 恢复期（持续时间为 5 ～ 26 个月）

疼痛改善，肩关节功能活动改善。

二、辩证分型

辩证分型参考中华人民共和国中医药行业标准《中医病症诊断疗效标准》。

1. 风寒湿痹证

肩部窜痛，遇风寒痛增，得温痛缓，畏风恶寒，或肩部有沉重感。舌淡，舌苔薄白或腻，脉弦滑或弦紧。

2. 气滞血瘀证

肩部肿胀，疼痛拒按，以夜间为甚。舌暗或有瘀斑，舌苔白或薄黄，脉弦或细涩。

3. 气血亏虚证

肩部酸痛，劳累后疼痛加重，伴头晕目眩，气短懒言，心悸失眠，四肢乏力。舌淡，少苔或舌苔白，脉细弱或沉。

三、治疗方法

（一）针灸疗法

1. 粘连前期

（1）电针治疗：

---

① 李平华、杨绍兴主编：《肩周炎》，人民军医出版社 1995 年版。

1）主穴：肩前、肩髎、肩髃、臑俞、肩中、肩后均取患侧，肾关取健侧。

2）配穴：若风寒重，加风门、风池；若湿重，加曲池、阴陵泉；若瘀血重，加三阴交、血海、膈俞；肩前阳明经痛，加三间；肩中少阳经痛，加中渚；肩后太阳经痛，加后溪。

3）操作：选用鑫升电针治疗仪。以上穴位施泻法或平补平泻法，得气后，于肩前、肩髎，肩髃、臑俞，肩中（位于三角肌中央处）、肩后三组穴位使用电针密波，于肾关（位于阴陵泉下1.5寸处）施以捻转提插补法。

4）疗程：留针30分钟，每日1次，10次为1个疗程，每疗程间隔3～5日。

（2）温针灸（风寒湿痹型）：

1）取穴：肩前、肩髎、肩髃、臑俞、外关、合谷、风池、阴陵泉。

2）操作：在肩前、肩髎、肩髃、臑俞等局部腧穴针刺得气后，行温针灸法，连续施灸2壮（每段艾柱2cm左右）；外关、合谷、风池、阴陵泉采用捻转提插泻法。

3）疗程：留针30分钟，每日1次，10次为1个疗程，每疗程间隔3～5日。

（3）平衡针疗法：

1）主穴：肩痛穴。

2）配穴：疼痛及项加颈痛穴。

3）定位：①肩痛穴位于腓骨小头与外踝连线的上1/3处。②颈痛穴位于手背部，握拳第4掌骨与第5掌骨之间，指掌关节前凹陷中。

4）取穴原则：肩痛穴与颈痛穴采用交叉取穴，即右侧患病针刺左侧穴位，左侧患病针刺右侧穴位。

5）操作：取坐姿膝直位，选用2寸长一次性无菌毫针，肩痛穴与颈痛穴分别直刺入1～1.5寸、0.5～1寸，用提插泻法，强度以患者能耐受为度，同时令患者活动肩部，动作由慢到快，用力不宜过猛，不留针。

6）针感要求：肩痛穴以触电似针感向足背、足踝和踝关节传导出现麻、胀感为宜；颈痛穴以局部出现酸、麻、胀感为宜。

7）疗程：每日1次，10次为1个疗程，每疗程间隔3～5日。

（4）拔罐疗法：针灸后可在压痛点或局部腧穴加拔火罐2～3个，留罐10～15分钟。

（5）放血疗法：若瘀血严重，可在局部刺络拔罐。采用皮肤针叩刺或三棱针点刺压痛点，使少量出血，再加拔火罐1～2只，留罐3～5分钟；亦可取远端穴位放血，在手太阴肺经尺泽穴附近、足太阳膀胱经委中至承山处、足少阳胆经阳陵泉至绝骨处寻找瘀络，用三棱针刺破瘀络使瘀血尽出。出血量以10～

20mL 为宜，每 7 ～ 10 天放血一次。

（6）火针疗法：

1）取穴：肩前、肩髎、肩髃、臑俞、外关、合谷、百劳。

2）操作：每次取 3 ～ 5 穴，以中粗火针烧至白亮，快速刺入穴位 2 ～ 3 分，每穴刺 2 ～ 3 次，隔天 1 次，刺后以万花油外涂以保护针口，嘱咐患者每日用万花油外涂针口 3 ～ 4 次，以防感染。

2. 粘连期

（1）电针治疗：

1）主穴：肩前、肩髎、肩髃、臑俞、肩中、肩中、肩后均取患侧，肾关取健侧。

2）配穴：若有瘀滞，加用三阴交、膈俞、血海；气血虚，加足三里、气海；肩前阳明经痛，加三间；肩中少阳经痛，加中渚；肩后太阳经痛，加后溪。

3）操作：选用鑫升电针治疗仪。以上穴位施泻法或平补平泻法，得气后，于肩前、肩髎，肩髃、臑俞，肩中（位于三角肌中央处）、肩后三组穴位使用电针密波，肾关（位于阴陵泉下 1.5 寸处）施以捻转提插补法。

4）疗程：留针 30 分钟，每日 1 次，10 次为 1 个疗程，每疗程间隔 3 ～ 5 日。

（2）温针灸：

1）取穴：肩前、肩髎、肩髃、臑俞、外关、合谷、风池穴、阴陵泉；

2）操作：取肩髃穴多方向透刺（向肩髎穴、向肩前穴、向臂臑穴方向），在肩前、肩髎、肩髃、臑俞局部腧穴针刺得气后，行温针灸法，连续施灸 2 壮（每段艾柱 2cm 左右）；合谷、外关、风池、阴陵泉采用捻转提插泻法。

3）疗程：留针 30 分钟，每日 1 次，10 次为 1 个疗程，每疗程间隔 3 ～ 5 日。

（3）平衡针疗法：

1）主穴：肩痛穴。

2）配穴：疼痛及项，加颈痛穴；正气亏虚，加升提穴。

3）定位：①肩痛穴位于腓骨小头与外踝连线的上 1/3 处。②颈痛穴位于手背部，握拳第四掌骨与第五掌骨之间，指掌关节前凹陷中。③升提穴位于两耳尖向上与正中线交点前 1 ～ 2 寸。

4）取穴原则：肩痛穴与颈痛穴采用交叉取穴，即右侧患病针刺左侧穴位，左侧患病针刺右侧穴位。

5）操作：取坐姿膝直位，选用 2 寸长一次性无菌毫针，肩痛穴与颈痛穴分别直刺入 1 ～ 1.5 寸、0.5 ～ 1 寸，行提插泻法，强度以患者能耐受为度，同时令患者活动肩部，动作由慢到快，用力不宜过猛，不留针。升提穴施捻转补法向前平刺入 1 ～ 2 寸，使局部酸、麻、胀感即出针。

6）针感要求：肩痛穴以触电似针感向足背、足踝和踝关节传导出现麻、胀感为宜。颈痛穴、升提穴以局部出现酸、麻、胀感为宜。

7）疗程：每日 1 次，10 次为 1 个疗程，每疗程间隔 3 ～ 5 日。

（4）拔罐疗法、放血疗法和火针疗法同上。

（5）埋针治疗：选取膈俞、脾俞、肾俞等背部腧穴，以及局部穴位，加强穴位的经络刺激作用。

（二）推拿疗法

以右侧肩周炎为例。患者端坐，医者坐于患者右侧面，双手抱揉患肩约 3 ～ 5 分钟，以整体放松肩部肌肉。

医者站立于患者右侧，以一指禅推拿手法依次推肩前穴、肩髃穴、肩髎穴、肩贞穴、臂臑穴、秉风穴、天宗穴 5 ～ 10 分钟，以患者觉酸胀为度；以侧滚法沿肩关节周围环滚 3 ～ 5 分钟，重点在肩前部、三角肌部及肩后部。

当肩关节有粘连时，以弹拨法弹拨粘连部位（常为条索状硬结等），配合被动活动肩关节（医者双手握持患肢手腕缓慢帮助患者做外展、前屈等动作）约 5 分钟，刺激量以患者能忍受疼痛为度，常可闻及"嚓嚓"声响，证明粘连在缓慢撕开，术毕患肩活动度增大。

以拿揉法、搓法各施于患肩约 2 分钟，最后行牵抖法（医者用双手握住患者右手腕部，将患者上肢慢慢向前外上方抬起至约 60° 左右，然后前臂稍用力做连续的小幅度的上下抖动，并使抖动产生的抖动波似波浪般传到肩部）约 1 分钟结束治疗，如图 33 - 1 所示。

（三）辨证用药

1. 风寒湿痹证

（1）治法：祛风散寒，利湿通络。

（2）推荐方药：独活寄生汤或乌头汤。

1）独活寄生汤：独活、桑寄生、杜仲、桑枝、细辛、肉桂、茯苓、防风、当归、白芍、川芎、生地黄。

2）乌头汤：制川乌、制草乌、桂枝、甘草、黄芪、天麻、防风、赤芍、当归、青风藤。

2. 气滞血瘀证

（1）治法：活血祛瘀，舒筋通络。

（2）推荐方药：舒筋活血汤加减，含当归、川芎、熟地黄、川牛膝、威灵仙、苍术、陈皮、白芍、木防己、防风、羌活、白芷、茯苓、醋元胡、生姜。

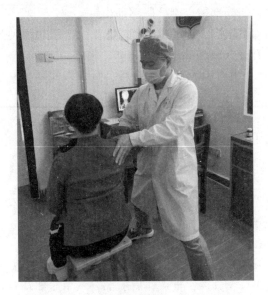

图 33 – 1　推拿疗法

3. 气虚血瘀证

（1）治法：补气养血，通络止痛。

（2）推荐方药：黄芪桂枝五物汤加减，含黄芪、桂枝、当归、川芎、白芍、白术、细辛、秦艽、防风、炙甘草。

四、功能锻炼

（一）方法

1. 爬墙练习

面对墙壁，两足分开与肩同宽，上肢前伸，手指做爬墙运动和由低逐渐增高，使肩臂肌肉有牵拉感，重复 10 次。

2. 后伸压肩

背对桌面，双手扶桌，反复下蹲，重复 10 次，练习肩关节后伸功能。

3. 站立画圈

站立、双臂伸直，避免手臂弯曲，最大限度缓慢地用手臂由下向上按顺时针画圈（注：双臂伸直，否则无效），然后逆时针画圈，重复 10 次，反复进行。

4. 下蹲练习

患者双手扶持固定物体（如床沿、桌边）做下蹲，用体重牵拉患肢向上举直。

5．双手穿插

双手在颈后部穿插，肩关节尽量内收及外展，反复数次。

（二）注意事项

（1）锻炼必须持之以恒、循序渐进才能收效。

（2）根据个人体质强弱、年龄差异、病情轻重等不同情况，选择不同运动方式。

（3）时间、次数及运动量应因人而异。运动量由小到大逐步增加，不能操之过急。

（4）锻炼时间应根据个人情况选择，以晨起和睡前为佳。

（5）用力要柔软缓和，切忌用力过猛。动静适度，要尽量使全身肌肉、关节都得到锻炼。

（6）同时合并有高血压、心脏病的患者，用力不可猛，须小心行事。

五、典型病例

洪某，女，49岁。因"左肩疼痛3个月"前来就诊。

病史：患者自述约3个月前打羽毛球摆臂时不慎扭伤左肩，致疼痛，活动度尚可，行肩关节正斜位DR检查骨质未见异常，故未予重视。自贴活血止痛类药膏，未见好转，约1周后疼痛加重，夜间明显，伴明显活动受限。在院外经针灸、理疗、中西药（具体不详）治疗后未见好转。

查体：左肩外形正常，前屈110°，外展60°，后伸20°，左手后伸手背仅能摸到左臀外侧，左手绕头顶无法触及对侧耳朵，搭肩试验（－）、肱二头肌长、短头肌腱起点压痛，大、小圆肌处压痛。舌暗，苔薄白，脉弦细。

1．诊断

（1）中医诊断：漏肩风（气滞血瘀）。

（2）西医诊断：肩周炎（粘连期）。

2．治疗

针灸配合手法治疗。每日1次，10次为1个疗程。每个疗程间隔3～5日。

3．效果

经针灸配合上述手法治疗1个疗程，患肩疼痛消失，肩关节活动度达正常范围。

【按语】

肩周炎又被称为"五十肩""漏肩风"，常因患者年老体虚或素体虚弱，复感风寒湿邪，或外伤跌仆等所致。粘连前期针刺治疗效果神速，往往少则一次、多则几次即愈。粘连期及后期，患者需配合推拿、中药等综合治疗以疏通经络、松解粘连而达到治愈。

第三十四章　膝痹病（膝关节骨性关节炎）

一、诊断

（一）疾病诊断

1. 中医诊断标准

中医诊断标准参考中国中医药研究促进会骨科专业委员会、中国中西医结合学会骨伤科专业委员会关节工作委员会发布的《膝骨关节炎中医诊疗专家共识（2015 年版）》[①]。

（1）初起膝关节隐隐作痛，屈伸不利，轻微活动稍缓解，气候变化加重，反复缠绵不愈。

（2）起病隐袭，发病缓慢，多见于中老年人。

（3）膝部可轻度肿胀，活动时关节常有咔嚓声和摩擦声。

（4）X 线检查可见骨质疏松，关节间隙变窄，软骨下骨质硬化，边缘唇样改变，骨赘形成。

2. 西医诊断标准

西医诊断标准参考中华医学会骨科学分会发布的《骨关节炎诊治指南（2007 年版）》[②]。

（1）临床表现：膝关节的疼痛及压痛、关节僵硬、关节肿大、骨摩擦音（感）、关节无力、活动障碍。

（2）X 线检查：膝关节骨性关节炎（osteoarthritis，OA）的 X 线特点表现为非对称性关节间隙变窄，软骨下骨硬化和囊性变，关节边缘骨质增生和骨赘形成；关节内游离体，关节变形及半脱位。

---

① 中国中医药研究促进会骨科专业委员会、中国中西医结合学会骨伤科专业委员会关节工作委员会：《膝骨关节炎中医诊疗专家共识（2015 年版）》，载《中医正骨》2015 年第 7 期，第4 – 5 页。

② 中华医学会骨科学分会：《骨关节炎诊治指南（2007 年版）》，载《中国医刊》2007 年第 12 期，第 30 – 32 页。

（3）实验室检查：血常规、蛋白电泳、免疫复合物及血清补体等指征一般在正常范围；伴有滑膜炎者可见 C 反应蛋白（CRP）及血沉（ESR）轻度升高，类风湿因子及抗核抗体阴性。

（4）具体诊断标准：①近 1 个月内反复膝关节疼痛；②X 线片（站立或负重位）示关节间隙变窄、软骨下骨硬化和（或）囊性变、关节缘骨赘形成；③关节液（至少 2 次）清亮、黏稠，WBC < 2000 个/mL；④中老年患者（≥40岁）；⑤晨僵≤3 分钟；⑥活动时有骨擦音（感）。

综合临床、实验室及 X 线检查，符合①＋②项或①＋③＋⑤＋⑥项或①＋④＋⑤＋⑥项，可诊断膝关节骨性关节炎。

（5）骨性关节炎的分级。根据 Kellgren 和 Lawrence 的放射学诊断标准，骨性关节炎分为五级：

0 级：正常。

Ⅰ级：关节间隙可疑变窄，可能有骨赘。

Ⅱ级：有明显的骨赘，关节间隙轻度变窄。

Ⅲ级：中等量骨赘，关节间隙变窄较明确，软骨下骨质轻度硬化改变，范围较小。

Ⅳ级：大量骨赘形成，可波及软骨面，关节间隙明显变窄，硬化改变极为明显，关节肥大及明显畸形。

（二）分期诊断

1. 发作期

膝关节中度以上疼痛，或呈持续性，重者疼痛难以入眠；膝关节肿胀，功能受限，跛行甚至不能行走。

2. 缓解期

膝关节轻度疼痛，劳累或天气变化时加重，或以酸胀、乏力为主，或伴膝关节活动受限。

二、辩证分型

1. 气滞血瘀证

关节疼痛如刺，休息后痛反甚。舌质紫暗，或有瘀斑，脉沉涩。

2. 寒湿痹阻证

关节疼痛重着，遇冷加剧，得温则减。舌质淡，苔白腻，脉沉。

3. 湿热痹阻证

膝关节疼痛，焮红灼热，肿胀疼痛剧烈，得冷则舒，筋脉拘急，日轻夜重，多兼有发热，口渴，烦闷不安。舌质红，苔黄腻或黄燥，脉滑数。

4. 肝肾亏虚证

关节隐隐作痛，腰膝酸软无力，酸困疼痛，遇劳更甚。舌质红，少苔，脉沉细无力。

5. 气血虚弱证

关节酸痛不适，少寐多梦，自汗盗汗，头晕目眩，心悸气短，面色少华。舌淡，苔薄白，脉细弱。

三、治疗方法

（一）辨证论治

1. 气滞血瘀证

（1）治法：行气活血。

（2）推荐方药：血府逐瘀汤加减，含当归、生地黄、桃仁、红花、枳壳、川芎、牛膝等。

2. 寒湿痹阻证

（1）治法：散寒除湿。

（2）推荐方药：蠲痹汤加减，含附子、当归、黄芪、炙甘草、肉桂、羌活、防风等。

3. 湿热痹阻证

（1）治法：清热除湿。

（2）推荐方药：四妙散加减，含苍术、黄柏、川牛膝、薏米、连翘、忍冬藤、防己、木瓜、苦参、秦艽、生地黄等。

4. 肝肾亏虚证

（1）治法：滋补肝肾。

（2）推荐方药：左归丸加减，含枸杞子、龟板胶、鹿角胶、牛膝、山药、山茱萸、熟地黄、菟丝子等。

5. 气血虚弱证

（1）治法：补气养血。

（2）推荐方药：八珍汤加减，含党参、当归、茯苓、白术、川芎、白芍、熟地黄、甘草等。

（二）特色疗法

1. 针灸治疗

（1）电针疗法：

1）主穴：内关（健侧）、血海、梁丘、犊鼻、内膝眼。

2）配穴：膝关节内侧疼痛，加太冲；外侧疼痛，加足临泣；膝关节前面疼痛，加陷谷。膝关节局部穴位加电针连续波密波。

3）操作：留针30分钟，每日1次，10次为1个疗程。每个疗程间隔3～5日。

（2）温针灸法：寒湿痹阻、肝肾亏虚、气血亏虚者可局部加灸，以上穴位配用足三里、太溪温针灸法，如图34-1所示。留针30分钟，每日1次，10次为1个疗程。每个疗程间隔3～5日。

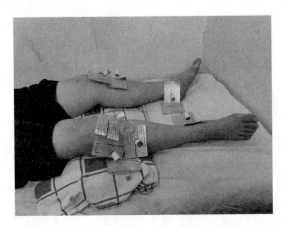

图34-1　温针灸法

（3）火针疗法：鹤顶、犊鼻、内膝眼、阳陵泉、脾俞、肾俞、膈俞，每次取3～5穴，每穴用火针刺2～3下，急性发作可每日1次，慢性则隔日1次，5次为1个疗程。

（4）放血疗法：委中穴放血，1周1次；魄户、膏肓、神堂穴点刺放血，急性发作每天1次，慢性隔日1次，5次为1个疗程。

（5）针刀疗法：适用于关节周围软组织损伤后张力增高，造成关节力平衡失调，使关节内的受力情况发生异常改变，从而导致软骨变性、骨质增生等病理变化。在严格消毒的前提下，可在以下部位实施针刀疗法：①韧带（髌前韧带止点，内、外副韧带起止点，髌骨斜束韧带起点）；②滑囊（髌上、下囊，鹅足囊，腘窝囊等）；③关节内（翼状皱襞起点、脂肪垫、髌尖内血管祥）；④神经卡压点（隐神经髌下支、腓总神经腓骨小头部卡压点）。

2. 推拿手法治疗

（1）松解髌上囊：患者取仰卧位，医者用按揉法在髌骨上缘上约3 cm位置，自上而下揉髌上囊5～10次。

（2）环推髌骨：医者用双手拇指、食指指腹分别固定患者髌骨上下左右位置，各沿顺时针、逆时针方向轻揉推移髌骨5～10次。

（3）拿揉膝关节：医者站立于患膝外侧，用拿揉法拿揉膝关节2～3分钟。

（4）环滚膝关节：医者站立于患膝外侧，用侧滚法或立滚法沿"梁丘穴—鹤顶穴—血海穴—阴陵泉穴—足三里穴—阳陵泉穴—梁丘穴"顺序环滚膝关节2～3分钟。

（5）一指禅推法：用一指禅推法分别推揉伏兔穴、鹤顶穴、梁丘穴、血海穴、内外侧副韧带位置、犊鼻穴、内膝眼穴、阳陵泉穴、足三里穴、阴陵泉穴2～3分钟。

（6）松解腘窝：患者俯卧位，医者用侧滚法或立滚法操作于患者腘窝，自上而下从委中穴至承山穴，可配合一指禅推法重点操作于阴谷穴、委中穴、委阳穴；共2～3分钟。

（7）滑利关节法：患者仰卧，屈髋屈膝。医者以一手前臂垫于患者腘窝，另一手按于患者小腿远端，轻柔做膝关节屈伸动作5～10次，尽量最大幅度屈曲膝关节，以患者能忍受疼痛为度。手法结束。

四、典型病例

陈某，男，65岁，因"双膝关节疼痛2年余"来诊。

病史：患者2年前无明显诱因下出现双膝关节疼痛，以上下楼梯、久行后明显，下蹲、起身困难，阴雨、寒冷天加重，得温疼痛缓解，曾在私人诊所接受针灸、按摩、中药外敷等治疗，病情时有减轻，但易反复。

查体：双膝关节稍肿胀，肤色、肤温正常，屈伸活动明显受限，双膝外膝眼、内外侧副韧带压痛，浮髌试验（－），抽屉试验（－），双侧研磨试验（＋）。舌淡，苔白，脉沉紧。

辅查：双膝关节DR显示，双膝关节退化、骨质增生、骨刺形成，双膝内侧关节间隙变窄。

1. 诊断

（1）中医诊断：膝痹病（寒湿痹阻）。

（2）西医诊断：膝关节骨性关节炎。

2．治疗

手法治疗配合针灸。每日 1 次，10 次为 1 个疗程。

3．效果

经过 1 个疗程的手法、针灸治疗，患者关节疼痛症状明显好转，下蹲、起身困难情况得到明显改善，已能正常上下楼梯。

【按语】

本病的发病和年龄密切相关，人上年纪后，关节骨质、软组织退化，加之过度负重、不恰当锻炼、受凉等因素，加速关节的劳损，以上综合因素导致本病。推拿手法治疗有较好的通经活络、活血止痛、温阳散寒、滑利关节等作用，是本病治疗的不二之选，可配合针灸、中药内服外敷、康复训练等综合治疗，疗效更佳。注意嘱患者避免膝关节过度负重（如上下楼梯、长距离步行等），注意关节保暖（如戴护膝），可适当进行游泳、骑自行车等膝关节非负重或少负重锻炼。

功能锻炼：在医生指导下进行直腿抬高、散步、骑车、游泳、站桩、打太极拳、练八段锦等锻炼。

第三十五章　腰椎间盘突出症

一、概述

腰椎间盘突出症是以腰腿痛为主症的常见的骨伤科疾患之一。好发于 20 ～ 50 岁的青壮年，男多于女。本病属于中医"腰腿痛"的范畴。

二、诊断标准

诊断标准参考国家中医药管理局制定的中华人民共和国医药行业标准《中医病症诊断疗效标准》。

（1）有腰部外伤、慢性劳损或受寒湿史，大部分患者在发病前有慢性腰痛史。

（2）常发生于青壮年。

（3）腰痛向臀部及下肢放射过膝，腹压增加（如咳嗽、喷嚏）时疼痛加重。

（4）脊柱侧弯，腰椎生理曲度消失，病变部位椎旁有压痛，并向下肢放射，腰部活动受限。

（5）下肢受累神经支配区感觉过敏或迟钝，病程久者可出现肌肉萎缩，直腿抬高或加强试验阳性，膝、跟腱反射减弱或消失，趾背伸力减弱。

（6）影像学检查。X 线摄片检查结果显示，脊柱侧弯，腰生理前凸消失，病变椎间隙变窄，相邻边缘有骨赘增生。CT 和 MRI 检查可显示椎间盘突出的部位和程度。

三、辨证分型

1. 血瘀型

腰腿痛如刺，痛有定处，日轻夜重，腰部板硬，俯仰旋转受限，痛处拒按，舌质暗紫或有瘀斑，脉弦紧或涩。

2. 寒湿型

腰腿冷痛重着，转侧不利，静卧痛不减，受寒及阴雨加重，肢体发凉，舌质淡，苔白或腻，脉沉紧或濡缓。

3. 湿热型

腰部疼痛，腿软无力，痛处伴有热感，遇热或雨天痛增。活动后痛减，恶热口渴，小便短赤，苔黄腻，脉濡数或弦数。

4. 肝肾亏虚型

腰酸痛，腰膝乏力，劳累更甚，卧则减轻。偏阳虚者，面色㿠白，手足不温，少气懒言，腰腿发凉，或有阳痿、早泄，妇女带下清稀，舌质淡，脉沉细；偏阴虚者，咽干口渴，面色潮红，倦怠乏力，心烦失眠，多梦或有遗精，妇女带下色黄味臭，舌红少苔，脉弦细数。

四、治疗方法

（一）针灸治疗

1. 取穴

（1）主穴：病变椎体夹脊穴（患侧）。以 5 寸长毫针从患侧椎体夹脊进针，直刺至横突时判断针刺深度，再将针退至浅层，并向外斜刺到一定深度（3.5 ～ 4.5 寸），接着向内斜刺达到神经根水肿部位后做捻转提插泻法约 3 分钟出针。

（2）辅穴：昆仑、承山、委中、委阳、殷门、肾俞、气海俞、大肠俞、关元俞，均双侧。以 1.5 寸针进针 1 ～ 1.2 寸，下肢穴用提插泻法，腰部背俞穴用捻转补法。行针约 5 分钟后留针。

（3）配穴：腰骶部痛取大肠俞以 5 寸长毫针深刺 3 ～ 4 寸，行提插泻法约 1 分钟；下肢后侧麻痛取患侧秩边穴，外侧痛取环跳穴，均以 5 寸长针行提插泻法，使针感放射至下肢为度。以上穴位均不留针。

（4）腰痛症状反复：温针灸气海俞、肾俞、关元俞、大肠俞，如图 35 - 1 所示。

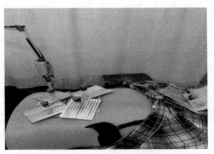

图 35 -1 温针灸法

2．操作

以上针刺法留针 30 分钟，每日 1 次，10 次为 1 个疗程，每个疗程间隔 3 ～ 5 天。

（二）放血疗法

腰痛急性发作或日久效缓可取下肢足太阳经（委中—承山区域）、足少阳经（阳陵泉—绝骨区域）瘀络放血，放血量以 10 ～ 20 mL 为宜。7 ～ 10 天放血 1 次。

（三）辩证选择口服中药汤剂

1．血瘀型
（1）治法：活血化瘀，通络止痛。
（2）推荐方药：桃红四物汤加减。

2．寒湿型
（1）治法：温阳散寒除湿，通络止痛。
（2）推荐方药：三痹汤加减。

3．湿热型
（1）治法：清热除湿，通络止痛。
（2）推荐方药：四妙汤加减。

4．肝肾亏虚型
（1）治法：补肝肾强筋骨，通络止痛。
（2）推荐方药：独活寄生汤加减。

（四）推拿治疗

1．放松背腰骶部
（1）理筋手法：患者取俯卧位，医者站立于患者身侧，用轻柔的按揉法从背部（约第 10 胸椎水平）沿竖脊肌自上而下按揉至骶部，先健侧后患侧，约 3 分钟；用侧滚法或立滚法从背部（约第 10 胸椎水平）沿竖脊肌自上而下滚至骶部，先健侧后患侧，约 3 分钟。

（2）分筋手法：用弹拨法从背部（约第 10 胸椎水平）沿竖脊肌自上而下滚至骶部，先健侧后患侧，约 3 分钟，可重点弹拨第 3 腰椎横突位置。注意：弹拨法刺激量较大，急性期患者操作时应避开椎间盘突出的部位（或者炎症反应明显的部位），以免加重炎性渗出。

2．放松臀部
患者取侧卧位，患侧下肢在上、屈髋屈膝，医者以肘部按揉患者环跳穴、居髎穴、梨状肌投影区、阿是穴，每穴（区）约1分钟。

3. 侧扳法

患者继续上述侧卧位，患侧下肢屈髋屈膝约90°，健侧下肢在下，自然伸直。医者站在患者腹侧，以一肘或手抵住患者肩前部，另一肘或手抵于臀部，医者两肘或两手协调施力，先做数次腰部的旋转活动，使患者腰部放松，然后相对用力并逐渐加大患者腰部的旋转角度，至最大限度时瞬间用力，加大旋转的角度时，常可听到"喀"的弹响声，表明复位成功。

4. 推胆经

患者继续取侧卧位，患侧在上，健侧在下，换成健侧下肢屈髋屈膝，患侧下肢伸直，垫治疗巾或涂润滑介质，用肘推法或掌根推法自上而下推患侧胆经（下肢外侧）5～10次。

5. 操作另一侧

交换体位，用同样方法操作另一侧，重复第2—4步骤。

6. 擦腰骶部、推下肢膀胱经

患者取俯卧位，腰骶部皮肤涂润滑介质，医者以小鱼际或全掌轻快横向搓擦腰骶部皮肤1～2分钟，使皮肤发热并使热感往深层渗透；患者下肢垫治疗巾或涂润滑介质，医者用掌根推法沿膀胱经承扶穴至承山穴（下肢后侧）自上而下推5～10次，如图35-2所示。手法结束。

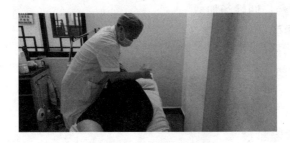

图35-2　推拿治疗腰痛

五、功能锻炼

（1）腰背肌功能锻炼，如飞燕式、五点式。每次10分钟，每日1次。

（2）游泳。

（3）打太极拳。

（4）练八段锦。

六、典型病例

李某，女，56 岁，因"腰痛伴右下肢放射痛 2 个月，加重 1 周"来诊。

病史：患者 2 个月前因久坐出现腰部疼痛，以右侧下腰部明显，夜间为甚，疼痛从右侧下腰部沿臀部放射至小腿外侧，久坐后明显，卧床可减轻。患者到私人诊所接受针灸、推拿、理疗等治疗后，疼痛有减轻，病情仍反复发作。1 周前咳嗽后上症加重，伴明显活动受限，起床困难，继续到私人诊所接受针灸、推拿、理疗等，疗效不显，遂来诊，由家属用轮椅推入诊室。

查体：腰椎生理曲度变直，腰各方向活动均明显受限，腰背部肌肉紧张，L4、L5 右侧棘旁明显压痛，右侧梨状肌压痛，左侧直腿抬高试验约 60°（＋），右侧直腿抬高试验约 30°（＋）。舌红少苔，脉强细数。

辅查腰椎 MRI：L4/5、L5/S1 椎间盘突出，右旁中央型，相应硬膜囊及神经根受压。

1. 诊断

（1）中医诊断：腰腿痛（肝肾亏虚型）。

（2）西医诊断：腰椎间盘突出症。

2. 治疗

患者诊断明确，予手法治疗配合针灸。隔日 1 次，10 次为 1 个疗程。

3. 效果

按上述手法配合针灸治疗 1 次，患者症状明显减轻，已能脱离轮椅缓慢步行；经 1 个疗程治疗后，症状基本消失。嘱患者以后避免久坐，并加强腰背功能锻炼（如飞燕式、拱桥式、平板支撑等）。

【按语】

患者自诉平素喜打麻将，常常一坐便是数小时不起身，这样易使脊柱软组织劳损，肌肉、韧带弹性减低，椎间盘失去正常的张力与弹性，导致脊柱内外力失衡，加之剧烈咳嗽等腹压增加动作和不恰当的弯腰、扭曲等动作，导致椎间盘突出或脱出，压迫和刺激硬膜囊、神经根等，引起上述症状。通过手法治疗配合针灸，能达到松解腰部软组织粘连、纠正错位的小关节、促进炎症消退、减轻神经根压迫、促进突出的椎间盘回纳的作用，从而对本病有较好的疗效。同时要注意嘱咐患者养成良好的生活、运动习惯，加强功能锻炼，以减少本病的复发。

第三十六章　梨状肌综合征

一、概述

梨状肌综合征是指由于梨状肌损伤而压迫坐骨神经所引起的一侧臀腿疼痛为主的病症，是一种典型的周围神经卡压综合征。梨状肌的急性或慢性损伤是导致梨状肌综合征的主要原因，梨状肌损伤后，局部充血水肿或痉挛，反复损伤导致梨状肌肥厚，可直接压迫坐骨神经而出现梨状肌综合征。此外，部分妇科疾患如盆腔卵巢或附件炎症，以及骶髂关节发生炎症时，也有可能波及梨状肌，影响通过梨状肌下孔的坐骨神经而发生相应的症状。

症状及体征：疼痛是梨状肌综合征的主要表现。疼痛以臀部为主，并可向下肢放射，严重时患者不能行走或行走一段距离后出现疼痛剧烈，需休息片刻后才能继续行走。

二、诊断标准

1. 中医诊断标准

中医诊断标准参考《中医病证诊断疗效标准》。

（1）有外伤或受凉史。

（2）常发生于中老年人。

（3）臀部疼痛，严重者患侧臀部呈持续性"刀割样"或"烧灼样"剧痛，多数伴有下肢放射痛、跛行或不能行走。

（4）臀部梨状肌部位压痛明显，并可触及条索状硬结，直腿抬高在60°以内疼痛明显，超过60°后疼痛减轻，梨状肌紧张试验阳性。

2. 西医诊断标准

西医诊断标准参考《外科学》（第7版）①。

（1）以坐骨神经痛为主要表现，疼痛从臀部经大腿后方向小腿和足部放射。

---

① 吴在德、吴肇汗主编：《外科学》（第7版），人民卫生出版社2008年版。

（2）由于症状较剧且影响行走，若患者就诊时间较早，肌力的下降多不太严重。

（3）检查时患者有疼痛性跛行，轻度小腿肌萎缩，小腿以下皮肤感觉异常。有时臀部（环跳穴附近）可扪及条索状或块状物。

（4）"4"字试验时予以外力拮抗可加重或诱发坐骨神经痛。

三、辨证分型

1. 气滞血瘀证

臀痛如锥，拒按，疼痛可沿大腿后侧向足部放射，痛处固定，动则加重，夜不能眠。舌暗红，苔黄，脉弦。

2. 风寒湿阻证

臀腿疼痛，屈伸受限。偏寒者遇寒痛增，肢体发凉，畏冷，舌淡，苔薄腻，脉沉紧；偏湿者肢体麻木，酸痛重着，舌淡，苔白腻，脉濡缓。

3. 湿热痹阻证

臀腿灼痛，腿软无力，关节重着，口渴不欲饮，尿黄赤。舌质红，苔黄腻，脉滑数。

4. 肝肾亏虚证

臀部酸痛，腿膝乏力，遇劳更甚，卧则减轻。偏阳虚者面色无华，手足不温，舌质淡，脉沉细；偏阴虚者面色潮红，手足心热，舌质红，脉弦细数。

四、治疗方法

（一）针灸疗法

1. 针刺法

（1）主穴：中渚（健侧）、足临泣（患侧）、阿是穴（患侧）。

（2）主穴操作：患者呈侧卧位，屈曲患肢，伸直健肢，在梨状肌表面投影处（由髂后上棘至尾骨尖做连线，在距髂后上棘 3 cm 处做一标点，该点至股骨大转子的连线）沿肌纤维走向顺序排列针 3 针，深度为 2～3 寸。

（3）配穴：气滞血瘀证，配肝俞、血海、大椎、支沟、阳陵泉；风寒湿证，配阴陵泉、地机、华佗夹脊穴、腰阳关、委阳；肝肾亏虚证，以肾阳虚为主配太溪、命门，以肝肾阴虚为主配太溪、志室、承山等。

（4）配穴操作：根据不同证型采取捻转提插补泻手法。急性发作以泻法为主，慢性发作以平补平泻法为主，以有酸麻感向远端放射为宜。针灸每日 1 次，留针 30 分钟，10 次为 1 个疗程，每疗程间隔 3 ～ 5 日。

2. 温针灸

操作：取阿是穴为主，患者取俯卧位，局部皮肤常规消毒，取阿是穴进针，进针后行捻转泻法，留针期间在针尾部放置一长约 2 cm 的艾条，并将艾条点燃，待艾火熄灭后出针。

（二）针刀疗法

1. 定位

患者取侧卧患肢屈曲位，皮肤常规消毒铺巾，选 2 个标记点进针：在髂后上棘与尾骨尖连线中点和股骨头大转子顶部连线的外 1/3 为一点，此点与股骨大转子顶连线中点为另一点。用龙胆紫定位，后消毒（针刀治疗有新进展，可在超声引导下进行定位及针刀治疗）。

2. 定向

使针刀的刀口线与大血管、神经及肌纤维走向平行，若肌纤维方向不与神经血管平行，则以神经、血管方向为准。

3. 加压分离

右手拇指、食指捏住针柄，其余三指托住针体，稍加压力而不刺破皮肤，使进针点处形成一个长形凹陷，使刀口下的神经、血管分离到刀口两侧。

4. 刺入

继续加压，感到坚韧时，说明刀口下组织已接近病变处，稍加压即可刺透皮肤，刺到需要深度，施行剥离手法。针刀直刺至髋臼上缘和股骨颈关节囊处。

（三）手法治疗

可选用滚、按、揉、点、压、弹拨、擦、振及被动运动等放松肌肉类手法。取穴及部位：环跳、承扶、风市、阳陵泉、委中、承山、太溪、昆仑、涌泉及臀部、下肢等。

1. 按揉松筋法

患者俯卧，自然放松，术者叠掌按揉患部肌肉，反复按揉，以局部肌肉由僵硬变为松软，且有发热感为度。

2. 弹拨筋络法

术者以双手拇指用力触及梨状肌，在俯卧位局部点、按、弹、拨、揉，然后沿与肌纤维走行方向相垂直的方向来回弹拨 10 次左右。

3. 肘尖点按法

术者屈肘以肘尖在痛点明显处按压 3 分钟，力量务必由轻到重，再由重到轻缓缓抬起，有较好的解痉止痛之效。

4．理筋整复法

施掌推法或深按压法，顺肌纤维方向反复推压 5 ～ 8 次，力达深层，再以肘尖深压梨状肌 2 ～ 3 分钟。

5．舒筋活血法

医者一手扶髋臀部，一手托扶患侧下肢，做屈膝屈髋、外展及旋外等被动运动，反复数次，使之滑利关节，松解粘连，最后施擦法擦热局部。

6．拔伸牵拉弹拨复位法

患者取健侧卧位，健侧下肢屈曲，患侧下肢伸直，第一助手固定患者肩部、背部，第二助手双手握住患侧下肢踝部，两名助手呈对抗性牵引，牵引力在同一直线上。术者位于患者背侧，以双手拇指用力触及患者梨状肌，俯卧位局部点、按、弹、拨、揉，然后沿与肌纤维走行方向相垂直的方向来回弹拨，可感到梨状肌肉松弛，表明已经复位。

五、护理与预防

1．体位指导

患者应多卧床休息，保持患肢在外展外旋位，避免髋关节的旋转动作，使梨状肌处于放松状态。

2．饮食调理

患者宜摄入高蛋白、高维生素、高纤维饮食，多饮温开水，多食新鲜水果、蔬菜，保持大便通畅。

3．情志调摄

主动与患者沟通，及时解除心理障碍，消除个别患者因疾病引起的恐惧或对治疗效果的疑虑。

4．功能锻炼

（1）髋关节的内外旋、内收外展的被动锻炼。

（2）患侧下肢力量锻炼。如空蹬练习法。

（3）腰背肌功能锻炼。如五点支撑法、三点支撑法、飞燕式等。

六、典型病例

莫某，男，46 岁，左侧臀部疼痛伴左下肢疼痛麻痹 5 天。

病史：2019 年 4 月初诊，患者于 5 天前因爬山后出现左臀部疼痛，活动受限，左下肢后侧放射痛、麻痹不适，在家休息症状无明显改善，遂来医院就诊。

症见：神清，精神疲倦，痛苦面容，左侧臀部疼痛如针刺样，左下肢麻痹伴有放射至足跟部疼痛，活动受限，无恶寒发热头痛头晕，纳可，眠差，二便调。

查体：神清，一般情况可，左下肢活动受限，跛行，左臀部肌肉紧张，梨状肌投射点可触及条索状结节，压痛阳性，直腿抬高在 60° 以内疼痛明显，超过 60° 后疼痛减轻，梨状肌紧张试验阳性。舌暗红，苔薄白，脉弦。

（一）诊断

（1）中医诊断：痹证（气滞血瘀）。

（2）西医诊断：梨状肌综合征。

（二）治疗

1. 针灸治疗

（1）治法：活血行气，通络止痛。

（2）取穴：中渚（右侧）、足临泣（左侧）、阿是穴（左侧）、阳陵泉。

（3）操作：针刺后行针得气，阿是穴加电针治疗仪选用疏密波，留针 30 分钟，每日 1 次，10 次为 1 个疗程。每疗程间隔 3 ～ 5 日。

2. 推拿治疗

（1）用轻柔放松手法如揉、滚、按、压等。

（2）用弹拨点按强刺激手法。

（3）用疏经理筋手法放松，结束治疗。

（三）效果

经 3 个疗程后，患者症状好转，继续治疗 2 次后诸症消失，巩固治疗 1 个疗程，治疗后半年回访无复发。

【按语】

患者由于爬山用力不当损伤经筋，气血不畅，气滞血瘀，痹阻经络，故臀部疼痛，下肢麻痹及放射痛，筋脉失养，故活动受限。治疗活血行气，通络止痛，交经缪刺、远道取穴配合局部取穴，疗效显著。

第三十七章　第三腰椎横突综合征

一、概述

第三腰椎横突综合征是腰痛或腰腿痛患者常见的一种疾病，好发于青壮年体力劳动者。由于第三腰椎横突特别长，且水平位伸出，附近有血管神经束经过，还有较多的肌筋膜附着，正位上第三腰椎处于腰椎生理前凸弧度的顶点，为承受力学传递的重要部位，因此易受外力作用的影响，容易受损伤而引起该处附着肌肉撕裂、出血、瘢痕粘连、筋膜增厚挛缩，使血管神经束受摩擦、刺激和压迫而产生症状。患病时患者可为腰部酸痛，也可为剧痛，活动受限，严重时影响日常生活及工作。疼痛可达臀部及大腿前方。腰部后仰不痛，向对侧弯腰受限。

二、诊断标准

诊断标准参考《临床诊疗指南·骨科分册》[①]。

（1）有突然弯腰扭伤、长期慢性劳损或腰部受凉史。

（2）多见于从事体力劳动的青壮年。

（3）一侧或双侧慢性腰痛，晨起或弯腰疼痛加重，久坐直起困难，有时可向下肢放射至膝部。

（4）第三腰椎横突处压痛明显，并可触及条索状硬结。

三、辨证分型

1. 气滞血瘀证

腰痛如刺，痛处固定，拒按，腰肌板硬，转摇不能，动则痛甚。舌质暗红，脉弦紧。

---

① 中华医学会编著：《临床诊疗指南·骨科分册》，人民卫生出版社 2009 年版。

2. 风寒阻络证

腰部冷痛，转侧俯仰不利，腰肌硬实，遇寒痛增，得温痛缓。舌质淡，苔白滑，脉沉紧。

3. 湿热痹阻证

腰部疼痛，腿软无力，痛处伴有热感，遇热或阴雨天痛增，活动后痛减，恶热口渴，小便短赤。苔黄腻，脉濡数或弦数。

4. 肝肾亏虚证

腰痛日久，酸软无力，遇劳更甚，卧则减轻，腰肌微软，喜按喜揉。偏阳虚者面色无华，手足不温，舌质淡，脉沉细；偏阴虚者面色潮红，手足心热，舌质红，少苔，脉弦细数。

四、治疗方法

（一）针灸治疗

1. 取穴

（1）主穴：中渚（健侧）、支正（健侧）、足临泣（患侧）、阿是穴。

（2）配穴：气滞血瘀，加太冲、三阴交；风寒阻络，加风池、外关；湿热痹阻，加曲池、阴陵泉；肝肾亏虚，加太溪、三阴交。

2. 操作

阿是穴选取第三腰椎横突端或横突下压痛点，在阿是穴行合谷刺法；再以电针治疗仪用密波加电，余穴以捻转提插补泻法，补虚泻实。留针 30 分钟，每日 1 次，10 次为 1 个疗程。每疗程间隔 3～5 日。

（二）推拿治疗

1. 治法

舒筋通络，松解粘连，活血止痛。

2. 取穴

肾俞、志室、阿是穴、委中、五枢、维道、冲门等。

3. 手法

按法、滚法、揉法、点拨法、腰椎整复法及腰部被动活动。

4. 操作

（1）滚揉放松腰脊法：患者俯卧位，先用按法、揉法或滚法在患处周围及腰部疼痛部位施术，手法施力由轻到重。对急性发作、不能忍受按压者可直接施用点按、点拨法。

（2）点拨穴位通经法：用拇指在肾俞、志室、委中等穴施用点按、点拨法，以疏通经脉，达到止痛之目的。

（3）腰部点拨解痉法：用拇指在腰部软组织痉挛处施以点按、点拨法，可在第三腰椎横突端部及阿是穴处进行点拨，以缓解肌肉痉挛、松解粘连。

（4）屈髋屈膝牵拉法：患者仰卧位，用双手扶住膝部做屈膝屈髋被动活动3～5次。

（5）髂前点拨理筋法：患者仰卧位，用四指并排点拨髂前、腹股沟处的髂腰肌，点按五枢、维道及冲门。

（三）针刀治疗

1. 体位
患者取俯卧位，腹部垫高枕暴露腰背部皮肤。

2. 定点
平腰3、4棘突间隙，旁开约四横指，即在骶棘肌外侧缘，重按时压痛明显，并可触及一硬结，即为腰三横突尖部，用龙胆紫定点标记。

3. 操作
定点局部常规消毒，铺无菌洞巾，取3号针刀，刀口线与人体纵轴线平行，针体与人体矢状面呈45°角向内缓缓刺入，刀口接触的骨面即为腰三横突背面，将刀口渐移至横突尖部，在横突尖部上缘、外缘、下缘行半圆形切开（注意刀口不离骨面），再在横突背面行横行剥离，觉针下松动即出针，按压针孔片刻，敷创可贴。休息一周后进行下一次治疗，1～2次为1个疗程。

（四）运动疗法

1. 五点式、三点式
取仰卧位，把头部、双肘及双足跟作为支撑点，使劲向上挺腰抬臀，腰背肌功能加强后可改用头部及双足跟三点作为支撑的三点式锻炼方法。锻炼应循序渐进，逐渐增加，避免疲劳。

2. 飞燕式
患者俯卧，头转向一侧。动作：①两腿交替向后做过伸动作；②两腿同时做过伸动作；③两腿不动，上身躯体向后背伸；④上身与两腿同时背伸；⑤还原。每个动作重复10～20次。

（五）封闭治疗

对根据病症辨证选穴和经络触诊检查出阳性反应的穴位进行注射。也可寻找准确的压痛点后，进行痛点注射。常用的封闭部位有阿是穴、腰椎夹脊穴等。

药物：双氯芬酸钠盐酸利多卡因注射液，每次选 1～2 穴，每穴注射 2 mL，每周注射 3～5 次。

五、护理调摄

（1）疼痛较剧烈患者应绝对卧硬板床休息 1 周，减轻腰部负担，避免久坐，避免过度劳累，尽量避免弯腰提重物。

（2）受凉是第三腰椎横突综合征的重要诱因，患者须注意保暖，防止受凉。

（3）患者应加强腰背肌功能锻炼，注意持之以恒。

（4）患者应养成良好的生活方式，生活要有规律，发病期间多卧床休息，注意保暖，保持心情愉快。

（5）鼓励患者树立战胜疾病的决心。本病病程长、恢复慢，患者应保持愉快的心情，用积极乐观的人生态度对待疾病。

六、典型案例

黄某，女，42 岁，反复腰腹部痛，伴右大腿前内侧疼痛 3 年余。

病史：于 2011 年 5 月 10 日初诊，患者于 3 年余前开始因上班久坐后出现右侧腰部疼痛，久坐或弯腰时疼痛加重，右侧下腹部隐痛，右大腿前侧内侧酸痛，无恶寒发热、恶心呕吐，无尿频、尿急、尿痛，月经正常，纳可，眠差，二便调。曾在多家三甲医院检查，腰椎间盘 CT 检查显示：各椎间盘未见异常。因右侧下腹部隐痛，曾到妇科、消化科及泌尿科行腹部彩超、腹部 CT、胃肠镜、妇科检查等相关专科检查，均无明显异常，经治疗效果无明显改善，由朋友介绍而前来求诊。

症见：患者神清，精神疲倦，腰部酸痛，以右侧为甚，活动不利，劳累、久坐及弯腰时疼痛明显，右侧下腹部酸胀痛，右大腿前内侧酸胀不适，潮热盗汗，无恶寒、头痛头晕，无恶心呕吐，无尿频、尿急、尿痛，纳尚可，眠差，二便调。

查体：腰椎生理曲度尚存，腰部前屈、后伸、左侧转动受限，腰臀部肌肉紧张，右侧明显，右侧腰三椎横突处压痛明显，并有放射至右侧下腹及大腿内侧疼痛，右侧腰三椎横突可触及一约 2.0 cm×2.0 cm 大小的条索状结节，右侧跟臀试验阳性，四肢肌力、肌张力正常，远端血供及感觉正常；舌红，少苔，脉弦细。

1. 诊断

（1）中医诊断：腰痛（肝肾亏虚）。

（2）西医诊断：第三腰椎横突综合征。

2. 治疗

实行针刀治疗。

（1）体位：患者取俯卧位，腹部垫高枕暴露腰背部皮肤。

（2）定点：平腰三、四棘突间隙，旁开约四横指，即在骶棘肌外侧缘，重按时压痛明显，并可触及一硬结，即为腰三横突尖部，用龙胆紫定点标记；第二、第三治疗点为第二、四腰椎横突，定点方法如上；第四治疗点是秩边穴周围的阳性压痛点。

（3）操作：定点局部常规消毒，铺无菌洞巾。①第一治疗点取 3 号针刀，刀口线与人体纵轴线平行，针体与人体矢状面呈 45°角向内缓缓刺入，刀口接触的骨面即为腰三横突背面，将刀口渐移至横突尖部，在横突尖部上缘、外缘、下缘行半圆形切开（注意刀口不离骨面），再在横突背面行横行剥离，觉针下松动即出针，按压针孔片刻。②第二、第三治疗点取 3 号针刀，刀口线与人体纵轴平行，针体与人体垂直，刺入，刀口刺入达到第二、三腰椎横突背面行纵切，横行剥离后出针，按压针孔片刻。③第四治疗点是秩边穴周围的阳性点，取 2 号针刀，刀口线与人体纵轴平行，针体与人体垂直，加压刺入，刀口逐层刺入达到酸麻胀感明显，即可纵行纵切，横行剥离后出针，按压针孔片刻，贴敷创可贴。④休息一周后进行下一次治疗，1～2 次为 1 个疗程。

2011 年 5 月 16 日复诊，患者诉经治疗后腰部酸痛较前好转，弯腰时仍有少许疼痛，右侧下腹部酸胀痛消失，右大腿前侧酸胀较前好转，右大腿内侧酸胀感消失，纳眠可，二便调。

3. 继续予针刀治疗

（1）定点：双侧第三腰椎横突尖为第一、第二治疗点，第三、第四治疗点在右侧第二、四腰椎横突。

（2）操作：操作方法同上次。

4. 效果

经过一个疗程的治疗后，患者症状消失，嘱患者行腰背肌功能锻炼（飞燕式）巩固疗效，一年后随访无复发，疗效确切。

【按语】

本病经针刀切割结节，松解粘连，改善循环，解除痉挛治疗，而起到显著的疗效。

第三十八章　肘劳（网球肘）

一、概述

网球肘即肱骨外上髁炎（lateral epicondylitis），是由肱骨外上髁的伸肌总腱和旋后肌起点处的劳损或外伤引起的慢性疼痛。因本病多见于网球运动员，故得此名。本病多见于青中年，在家庭妇女中也较常见。从事木工、建筑、烹饪及网球运动等职业者，因经常握持重物，重复做前臂的旋转动作，易患本病。肱骨外上髁在肱骨下端外侧，是多条伸腕、伸指的肌群总腱和旋后肌的起始处。腕或前臂运动过度可使肌腱起点处劳损扭伤，部分肌纤维断裂、出血、粘连，引起局部疼痛、肌肉痉挛，疼痛沿桡侧伸腕肌向前臂放射。有时在伸肌总腱与肱桡关节间出现滑囊炎。

网球肘临床症状为肱骨外上髁部位疼痛，向前臂桡侧放射，局部有压痛。前臂持重物或转动时疼痛加重，不能用力握持。当患肘伸直，前臂旋前（手掌转向后方），用力使腕关节背伸时，肱骨外上髁处的疼痛及前臂放射痛可再现。肘关节的伸屈和前臂的旋转功能皆不受限制。X射线检查结果正常，少数患者有软组织的钙化影。

网球肘属于中医中伤筋、肘痛等范畴。该病由肘部创伤或劳损引起，或因局部气血凝滞、经络瘀阻引起。

二、诊断标准

1. 中医诊断标准

中医诊断标准参考《中医病证诊断疗效标准》。

（1）多见于特殊工种或职业，如砖瓦工、网球运动员或有肘部损伤病史者。

（2）肘外侧疼痛，疼痛呈持续渐进性发展。拧衣服、扫地、端壶倒水时，患者疼痛加重，常因疼痛而致前臂无力，握力减弱，甚至持物落地，休息时疼痛明显减轻或消失。

（3）肘外侧压痛，以肱骨外上髁处压痛为明显，前臂伸肌群紧张试验阳性，伸肌群抗阻试验阳性。

2. 西医诊断标准

西医诊断标准参考《临床诊疗指南·疼痛学分册》[①]。

（1）常缓慢起病，多见于特殊工种或职业，如木工、钳工、矿工、网球运动员、打字员等。

（2）由肘关节受累导致的肘关节疼痛，用力或劳累后疼痛加重，休息后减轻。

（3）握拳、伸腕及旋转动作可引起肱骨外髁处疼痛加重。

（4）查体有肱骨外上髁、桡骨头及二者之间局限性、极敏锐的压痛，皮肤无炎症，肘关节活动不受影响。

（5）腕伸肌腱牵拉试验（Mills）阳性。

（6）肘关节 X 线正侧位片证实无骨质病变，有时可见钙化阴影、肱骨外上髁粗糙、骨膜反应等。

三、辨证分型

1. 瘀血阻络证

肘部肿痛或刺痛拒按，提物无力，活动痛增，夜间加重。舌质暗红，苔黄，脉弦涩。

2. 气血亏虚证

起病时间较长，肘部酸痛反复发作，提物无力，肘外侧压痛，喜按喜揉，可见少气懒言，面色苍白。舌淡，苔白，脉沉细。

四、治疗方法

（一）针灸治疗

1. 毫针治疗

（1）取穴：

1）主穴：肘髎、曲池、尺泽、手三里、合谷、阿是穴。

2）配穴：瘀血阻络证，加膈俞、血海；气血亏虚证，加足三里。

（2）操作：针刺穴位常规消毒后，使用 1.5 寸毫针直刺或斜刺，肘髎、曲池、尺泽、手三里、合谷等腧穴施以平补平泻手法；膈俞、血海等腧穴行提插捻

---

① 中华医学会编著：《临床诊疗指南·疼痛学分册》，人民卫生出版社 2007 年版。

转泻法；足三里予以重插轻提补法；阿是穴可做多向透刺或多针齐刺。留针30分钟，每日1次，10次为1个疗程。每疗程间隔3～5日。

2．常规灸法

（1）悬灸：分温和灸、回旋灸、雀啄灸。术者手持艾条，将艾条的一端点燃，直接悬于施灸部位之上，与之保持一定距离，使热力较为温和地作用于施灸部位。其中肘髎、曲池、尺泽、手三里、合谷等腧穴可采用温和灸、回旋灸，每穴距皮肤2～3 cm，施灸10～15分钟，以皮肤红晕为度，每日治疗1次；膈俞、血海等腧穴可采用雀啄灸，于施灸部位上距皮肤2～3 cm处，对准穴位，上下移动，使之像鸟雀啄食样，一起一落、忽近忽远地施灸，每穴距皮肤2～3 cm，施灸15～20分钟，以皮肤红晕为度，每日1次。

（2）直接灸法：足三里可采用直接灸法，首先在穴位皮肤局部可先涂大蒜汁、凡士林、甘油等以增加黏附或刺激作用，然后将艾炷粘贴其上，自艾炷尖端点燃艾炷。在艾炷燃烧过半，局部皮肤潮红、灼痛时，术者即用镊子移去艾炷，更换另一艾炷，连续灸3～5壮，隔日1次。

（3）隔物灸法：曲池、手三里、合谷等腧穴可选用隔物灸法，用鲜姜切成直径2～3 cm、厚0.14～0.16 cm的薄片，中间以针刺数孔，然后置于应灸的腧穴部位或患处，再将艾炷放在姜片上点燃施灸。当艾炷燃尽，易炷再灸，连续灸3～5壮，隔日1次。

（4）温针灸法：肘髎、曲池、尺泽等腧穴针刺得气后，选用1～2个腧穴施以温针灸，将2～3 g艾绒包裹于毫针针柄顶端捏紧成团状，或将1～3 cm长的艾条段插在针柄上，点燃施灸，待艾绒或艾条燃尽无热度后除去灰烬。连续施灸2～3壮，留针30分钟，每日1次，10次为1个疗程。每疗程间隔3～5日。

3．热敏灸疗法

热敏灸操作规范：采用纯艾条，每次治疗以腧穴热敏现象消失为度，每日1次。

（1）热敏腧穴分布：以患侧局部及颈部为高发区，热敏腧穴多出现在曲池、肘髎、手三里、手五里、阿是穴等区域。

（2）灸疗操作：治疗室内温度保持在24～30 ℃，患者选择舒适体位，充分暴露部位。治疗工具为两支热敏灸艾条，医者根据上述腧穴出现热敏现象不同，按四步法施灸操作，即先行回旋灸2分钟温热局部气血，继以雀啄灸1分钟加强敏化，循经往返灸1分钟激发经气，最后施以温和灸发动感传、开通经络。

（3）热敏灸感及疗程：在灸疗过程中出现了扩热、透热、传热、表面不热深部热、局部不热远端热、非热觉等热敏灸感时均为有效灸感，对患者实施个体化饱和灸量，直至完成四相传导（以腧穴热敏化现象消失为度），都是取得疗效的关键。热敏灸通过"小刺激大反应""气至病所"，最大限度提高临床疗效。

每日 1 次。

4. 刺络放血

患者取坐位，患肘屈曲。医生在患侧局部找到压痛点，进行局部消毒后用皮肤针在局部叩刺至局部皮肤渗血，使之出血少许。隔日 1 次。

（二）其他疗法

1. 小针刀

用拇指找准压痛点，做好标识，常规消毒后，按照小针刀进针四步法进针，按纵向切开分解粘连，顺前臂伸肌肌腱纵轴做条线状松解，出针后，针刀口用无菌纱布贴敷。7 天治疗 1 次。（小针刀治疗取得新进展，在超声引导下针刀治疗更精准，提高疗效，减少创伤。在病变局部行彩超探查炎症水肿、粘连、钙化的治疗点，常规消毒后，按照小针刀进针四步法进针，按纵向切开分解粘连，出针后用创可贴敷针口。）

2. 火针治疗

先找到阳性治疗点，常规消毒或涂抹万花油后，取中粗型火针在酒精灯火焰上将针烧至针尖发白、发亮后，刺入治疗穴位或治疗点，刺入达肱骨外上髁骨面处出针，治疗不留针，出针后可涂抹万花油，保护创面干洁，如图 38 - 1 所示。

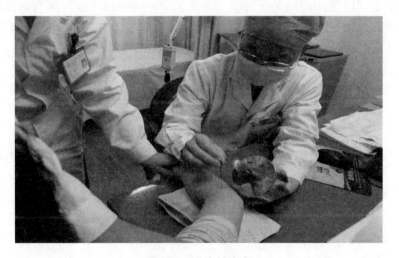

图 38 - 1　火针治疗

3. 穴位注射

患肘屈曲，一般选用阿是穴，常规消毒后，用丹参注射液 1 mL、当归注射液 1 mL 等注入。如仍有疼痛，7 天后再注射 1 次。

4. 推拿治疗

先用滚法、按法、揉法等手法作用于肘部，继以弹拨法、擦法及一指禅推法等手法作用于曲池、肘髎、手三里、手五里、阿是穴、合谷等腧穴。每次治疗10～15分钟，每日或隔日1次。

5. 中药外敷

选用延胡索、白芥子、独活、伸筋草、千年健、川芎等药物研末外敷局部或制成膏剂敷于局部。隔日1次。

五、护理

（1）注意局部保暖，防止寒冷刺激。

（2）避免从事拧衣、提物、打字等腕力劳动较多的活动。

（3）患者可配合自我按摩、局部热敷等。

六、典型病例

吴某，女，56岁，反复右肘部疼痛1年余，加重伴活动不利1周。

病史：2021年10月15日初诊，患者于1年前因拖地后出现右肘部隐隐作痛，劳累时加重，休息后稍缓解，提重物或拧衣服时无力，在外院门诊敷药及外涂药物未见好转，于1周前因在家搞卫生、拖地板致肘关节酸痛加重，活动不利，遂来医院门诊就诊。

症见：患者神清，精神疲倦，右肘部酸痛，活动不利，无肢体麻木肿胀，无恶寒发热，纳可，眠差，二便调。

查体：右肘关节无肿胀、畸形，局部皮肤无潮红发热，肘关节屈伸不利，右侧肱骨外上髁压痛阳性，腕伸肌腱牵拉试验（Mills）阳性。舌淡，苔薄白，脉沉细。门诊行右肘关节正侧位DR片检查显示：右肘骨关节未见异常。

1. 诊断

（1）中医诊断：肘劳（气血亏虚）。

（2）西医诊断：右侧肱骨外上髁炎。

2. 治疗

小针刀治疗：用拇指在右侧肱骨外上髁及前臂伸肌群找阳性压痛点，做好标识，常规消毒，用4号平刃一次性灭菌汉章针刀，按照小针刀进针四步法进针，按纵向切开分解粘连，顺前臂伸肌肌腱纵轴做条线状松解，出针后，针刀口用创可贴敷。7天治疗1次。

3．效果

经治疗 1 次后症状消失，随访半年无复发。

【按语】

肱骨外上髁炎多数由前臂肌群劳损，导致肱骨外上髁骨膜发炎、粘连、钙化而出现一系列临床症状，通过小针刀治疗而达到松解粘连，改善循环，解除痉挛，消炎止痛，疗效显著，治疗时间短，患者易接受。火针对该病也有很好的疗效，临床应用简捷方便，更易操作。

第三十九章　筋伤（踝关节扭伤）

一、概述

踝关节扭伤是临床常见的疾病，在关节及韧带损伤中是发病率最高的疾病。踝关节是人体距离地面最近的负重关节，也就是说，踝关节是全身负重最多的关节。踝关节的稳定性对于日常的活动和体育运动的正常进行起重要的作用。

踝关节周围的韧带损伤都属于踝关节扭伤的范畴。踝关节扭伤可能导致的损伤包括外踝的距腓前韧带跟腓韧带、内踝三角韧带、下胫腓横韧带等的损伤。踝关节扭伤是最高发的运动损伤之一，约占所有运动损伤的 40%。踝关节由胫骨腓骨远端和距骨构成。由内外踝和胫骨后缘构成踝穴，距骨上面的鞍形关节面位于踝穴中。距骨的鞍形关节面前宽后窄，背伸时较宽处进入踝穴，跖屈时较窄部进入踝穴，所以踝关节在跖屈位稍松动，踝关节的解剖和生理特点决定踝关节在跖屈时比较容易发生内翻、外翻扭伤。又因为踝关节外踝腓骨较长、踝穴较深，而内踝胫骨较短、踝穴较浅，故踝关节更易发生内翻扭伤，外踝韧带包括距腓前韧带及跟腓韧带的损伤更常见。踝关节外翻扭伤虽不易发生，但一旦出现却很严重。如发生断裂一般都会引起踝关节不稳，且多同时合并其他韧带损伤和骨折。

二、诊断标准

诊断标准参考国家中医药管理局发布的《中医骨伤科病证诊断疗效标准》和《临床骨伤科学》[①] 所述诊断标准进行诊断。

（1）有明显的踝关节扭伤史。

（2）伤后踝部疼痛、肿胀、活动障碍。

（3）可有明显的皮下瘀斑或皮肤青紫。

（4）患者呈跛行步态。

（5）内翻损伤者外踝前下方压痛明显，内翻应力试验阳性。

---

① 孙树椿、孙之镐主编：《临床骨伤科学》，人民卫生出版社 2006 年版。

（6）外翻损伤者内踝前下方压痛明显，外翻应力试验阳性。

（7）X线片：踝关节无骨折及明显脱位；内、外踝处可有小骨片撕脱。必要时须加照正斜位X片，观察踝穴的对称性或行踝关节造影（可在血肿麻醉下进行）。

（8）若经临床检查和X线片检查高度怀疑踝关节韧带损伤，为了解损伤的程度，若患者经济条件允许，可行踝关节MRI检查。

三、辨证分型

1. 血瘀气滞证

损伤早期，踝关节疼痛，活动时加剧，局部明显肿胀及皮下瘀斑，关节活动受限。舌红，边瘀点，脉弦。

2. 筋脉失养证

损伤后期，关节持续隐痛，轻度肿胀，或可触及硬结，步行欠力。舌淡，苔白，脉弦细。

四、治疗方法

（一）针灸推拿治疗

1. 针刺疗法

（1）取穴：

1）内翻损伤（外踝部扭伤）取穴：小节（健侧），丘墟、申脉、解溪、昆仑、阿是穴均取患侧。

2）外翻损伤（内踝部扭伤）取穴：小节（健侧），商丘、照海、解溪、太溪、阿是穴均取患侧。

（2）操作：小节穴为董氏奇穴，位于大指本节掌骨旁（在肺经上）赤白肉际上，握拳、拇指内收取穴。小节穴取健侧穴位，针刺透大陵穴方向，以捻转泻法，同时嘱患者配合踝关节活动。其余诸穴针刺，均用捻转提插泻法，陈旧性损伤可用灸法或温针灸。每次留针30分钟。急性扭伤者3次为1个疗程，慢性扭伤者10次为1个疗程。

2. 小针刀治疗

小针刀疗法是以中医针刺疗法和医学理论为基础，与现代外科有限手术和软组织松解理论相结合而形成的一种新的治疗方法。治疗踝关节扭伤后期粘连有较好的疗效。选择痛点或软组织条索处，使用1%盐酸利多卡因溶液进行局部麻醉，用针刀局部进行粘连带的松解，刀法有切、割、推、拨、针刺等。

3．手法治疗

采用踝关节筋伤手法，以"轻、巧、柔和"为原则，以外踝扭伤为例，患者侧位或侧卧位，伤肢在上，助手握住伤肢小腿下端。医者双手握住踝部下方，双手拇指按在伤处。医者与助手在相对拔伸下摇晃踝部数次，同时拇指在伤处揉捻，在拔伸下内翻踝部后再外翻，同时拇指在伤处戳按。

恢复期或陈旧性踝关节扭伤者，手法宜重，特别是血肿机化、产生粘连、踝关节功能受损的患者，则可施以牵引摇摆、摇晃屈伸等法，以解除粘连，恢复踝关节功能。

4．放血疗法

以三棱针在踝关节肿胀明显处寻找瘀络放血，使污血尽出，可迅速消肿。

（二）其他外治法

1．固定治疗

损伤早期或理筋手法之后，可将踝关节固定于损伤韧带的松弛位置。若为韧带断裂者，可用石膏管型固定，内侧断裂固定于内翻位，外侧断裂固定于外翻位，6周后解除固定下地活动，并坚持腓骨肌锻炼，垫高鞋底的外侧缘。

若为韧带的撕裂伤者可局部外敷七厘散药膏或金黄膏，外用自黏性绷带或特殊塑料夹板固定。外翻损伤固定于内翻位，内翻损伤固定于外翻位，一般可固定2～4周。

2．练功治疗

外固定之后，应尽早练习跖趾关节屈伸活动，进而可做踝关节背屈、跖屈活动。肿胀消退后，医者可指导患者做踝关节的内翻、外翻的功能活动，以防止韧带粘连，增强韧带的力量。

3．中药外用

（1）损伤早、中期：

1）外固定后踝关节以肿胀、疼痛为主者，治以活血化瘀、消肿止痛。可用下列中药煨洗患处。

2）推荐方药：桃仁、红花、生地黄、木通、五加皮、路路通、大黄、蒲黄（包）、当归、羌活、独活等加减。

（2）损伤后期：

1）踝关节以持续隐痛、轻度肿胀为主者，治以活血壮筋、止痛消肿。可用下列中药煨洗患处。

2）推荐方药：苏木、大黄、红花、自然铜、黄柏、苍术、伸筋草、透骨草、制乳没、川乌、草乌等加减。

五、护理

（1）注意观察固定后的足趾端血运。

（2）及时调整石膏或自黏性绷带的松紧度。

（3）指导患者进行足踝部肌肉训练。

（4）根据病情需要采用足底压力分布测试技术协助治疗和护理。

六、典型病例

许某，男，28 岁，左踝部疼痛，跛行 3 个月。

病史：2022 年 3 月 10 日初诊，患者于 3 个月前因踢足球不慎扭伤致左踝部肿胀疼痛，活动受限，曾在当地卫生院用草药外敷，症状好转，左踝仍疼痛，微肿，跛行，遂来医院门诊就诊。

症见：患者神清，精神可，左踝部隐痛，跛行，无恶寒发热，纳眠可，二便调。

查体：左踝外侧微肿，无畸形，肤温不高，肤色正常，左踝走路无力，跛行步态，左外踝前下缘压痛明显，内翻应力试验阳性，舌暗红，少苔，脉弦。

左踝关节正斜位 DR 检查显示：左踝部骨、关节未见异常。

1. 诊断

（1）中医诊断：筋伤（气滞血瘀）。

（2）西医诊断：左踝关节扭伤。

2. 治疗

采用针刺疗法。

（1）治法：舒筋通络，祛瘀消肿。

（2）取穴：小节（右侧）、阿是穴。

（3）操作：小节穴为董氏奇穴，位于大指本节掌骨旁（在肺经上）赤白肉际上，握拳、拇指内收取穴。小节穴取健侧穴位，针刺以 1.5 寸毫针透大陵穴方向，以捻转泻法，同时嘱患者配合踝关节活动。入针后，患者疼痛明显缓解，留针 30 分钟。出针后，踝关节活动自如，仍有少许疼痛，予阿是穴局部放血 10 mL 左右结束。

3. 效果

治疗后，患者自觉已行走自如，3 个月后回访未见复发。

【按语】

董氏奇穴小节穴对该病治疗有奇效，该穴位于大指关节部，透刺大陵穴

（腕关节横纹掌侧正中），腕关节与踝关节上下对应，同气相求，故针刺速效。新病患者的症状往往在针后即刻得到缓解，久病患者配合阿是穴放血可收良效。

第四十章　筋结（手指屈肌腱鞘炎）

一、概述

手指屈肌腱鞘炎是由于屈指肌腱与掌指关节处的屈指肌腱纤维鞘管反复摩擦，产生慢性无菌性炎症反应，局部出现渗出、水肿和纤维化，鞘管壁变厚，肌腱局部变粗，阻碍了肌腱在该处的滑动而引起的临床症状。当肿大的肌腱通过狭窄鞘管隧道时，可发生一个弹拨动作和响声，故又称为"扳机指"或"弹响指"。手指屈肌腱鞘炎临床表现主要为手掌部疼痛、压痛和患指伸屈活动受限。

本病多见于妇女及手工操作者（如纺织工人、木工和抄写员等），亦可见于婴儿及老年人，好发于拇指、中指和环指，起病缓慢。本病经非手术疗法，多能获良好疗效。个别病例需手术治疗才奏效。

腱鞘炎属中医"筋结"范畴，系因局部劳作过度，积劳伤筋，或受寒凉，致使气血凝滞，不能濡养经筋而发病。

二、诊断标准

1. 中医诊断标准

中医诊断标准参考《中医病证诊断疗效标准》。

（1）有手指劳损病史，多见于妇女及手工劳动者。

（2）患指掌指关节处疼痛、肿胀，患指屈伸受限制，晨起或劳累后及着凉后症状明显。

（3）患指掌指关节掌侧压痛，可触及结节，患指屈伸活动困难，可有弹响或绞锁现象。

（4）X线检查无明显阳性表现。

2. 西医诊断标准

西医诊断标准参考《外科学》（第7版）[①]。

---

① 吴在德、吴肇汉主编：《外科学》（第7版），人民卫生出版社2008年版。

(1) 好发于长期、快速、用力使用手指的妇女。

(2) 初起时患指晨僵、疼痛，缓慢活动后可消失。

(3) 逐渐出现患指弹响伴明显疼痛，严重者患指僵硬，屈曲功能受限。

(4) 可于患指掌指关节横纹处扪及米粒大小结节。

三、辨证分型

1. 气滞血瘀证

多为急性劳损后出现，掌指关节处轻度肿胀、疼痛，压痛，扪及结节，患指屈伸不利，动则痛甚，可有弹响声或绞锁。舌质紫暗、有瘀斑，苔薄白，脉涩。

2. 虚寒痹阻证

多为慢性劳损或急性劳损后期，局部有酸痛感，压痛，可扪及明显结节，患指屈伸不利，有弹响声或绞锁。舌质淡，苔薄白，脉细或沉细。

四、治疗方法

（一）针灸疗法

1. 取穴

合谷穴及在掌骨头的掌侧面的结节周围压痛点（阿是穴）。

2. 操作方法

用75%乙醇在取穴部位进行常规消毒，用毫针直刺合谷穴1寸，斜刺掌骨头掌侧面结节周围压痛点0.5寸，用提插法，得气后留针20分钟。而后配合直接灸，用艾条对局部阿是穴行悬起灸20分钟，以局部潮红、有热感为宜。留针30分钟，每日1次，10次为1个疗程。每疗程间隔3～5日。

（二）火针疗法

取穴阿是穴（掌指关节掌侧面压痛点），找准痛点，以中粗火针烧红至白亮，刺入痛点1～2分，每次火针刺2～3次，用适量万花油涂针口以防感染，如图40-1所示。隔日1次，3次为1个疗程。每疗程间隔3～5日。

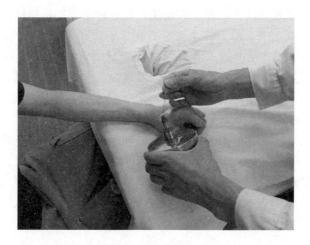

图40 - 1　火针疗法

（三）针刀疗法

1. 适应证

手指疼痛，掌指关节掌侧压痛，可触及结节，结节较大，有弹响及绞锁，严重者手指僵硬，患指屈伸功能障碍，或经保守治疗无效者，采用针刀疗法，如图40 - 2所示。

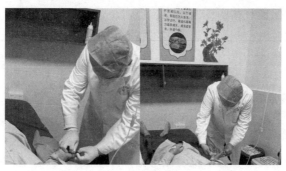

图40 - 2　针刀疗法

2. 操作方法

（1）体位：患者仰卧，掌心向上，手平放于治疗台上。

（2）定点：患指掌指关节纵轴正中，横纹附近硬结压痛点处。

（3）消毒：皮肤常规消毒，铺无菌巾，消毒范围应充分包括整个手及腕部。

（4）麻醉：采用2%利多卡因溶液进行局部浸润麻醉。

（5）操作步骤：①麻醉生效后，在患指掌侧定点处，将针刀刀口线与指长轴平行，刀体与皮面垂直，快速刺入皮肤，稳定针刀，并保持针刀的上述平行与垂直方向，在结节正中，以刀锋垂直、短促、有度地沿结节纵轴"一"字形纵行切割腱鞘1～3刀，结节较大者，应纵行切开结节3～5刀，切开即可，直到扳机现象完全消失。②术中质量检查，将刀锋提起至皮下，让患者屈伸患指，如无弹响和扳机现象，活动自如，无阻力、无摩擦感则可出刀。如未达到标准，可在患指屈伸活动状态下，查知未完全解除狭窄的部位，进行如①所述操作以达到完全松解，解除卡压。③出刀后，让患者屈伸患指到最大程度，然后医生握住患指中节给予略过伸过屈运动1～2次，以创可贴或无菌纱布块覆盖创口，术终。

3. 注意事项及要点

（1）进刀点大多在掌远横纹与指近节横纹之间，即掌指关节平面，多为痛性结节处。临床常见患者主诉绞锁或弹响似乎出现在指间关节，但实质卡压部位仍为掌指关节平面。

（2）术中刀口线要始终与肌腱走行平行一致，绝不可偏斜刀口线，以免切断或部分切断肌腱。

（3）粘连较重者，在横行剥离时，要保持针刀稳定，轻促、有松动感即可，避免滑刀刺入手指两侧的软组织中，伤及手指血管和神经。

（4）如因针刀切割腱鞘不全，往往"扳机"现象与"弹响"现象不易完全消失，可以针刀纵行疏通及屈伸患指以确定狭窄的腱鞘是否完全松解。术中质量检查，应达到患指屈伸活动时，活动自如，无阻力、无摩擦感的标准。

（5）术中应保证严格的无菌操作，以避免创口感染。

（6）先天性扳机指畸形的患者多可在6个月至2岁自愈，故临床观察即可。未能自愈者，可在5～7岁以后，能够配合治疗时，在局部麻醉下进行针刀治疗。

4. 术后康复治疗

（1）术后3日应保持针刀口的清洁、干燥，避免创可贴脱落、针刀口污染，直到刀口愈合。

（2）术后即坚持每日数次反复做患指的主动屈伸活动，以避免粘连。

（3）术后3日后到医院复查。

（4）术后术区可有轻度肿胀、疼痛，可在术后第3日刀口愈合后局部给予中药外敷，以活血消肿、止痛、促进康复，一般不必应用抗生素或清热解毒中药。

（四）推拿疗法

患者取坐位，患肢置于治疗桌上，腕下垫枕。在患者的前臂掌侧，尤其是手掌病变部施以理筋手法。医者一手捏住患者手指，另一手拇指按压在肥厚的腱鞘结节上，用拇指指端进行上下及左右的分筋手法，然后在掌指关节的掌侧屈指肌腱压痛肥厚部位施以指揉、弹拨并配合掌指关节屈伸的被动运动：揉屈指肌腱、捻屈指肌腱、摇动掌指关节。可适当配合屈腕和诸指的屈伸运动 5～10 分钟。

如患者的病程较长，医者可抚摸患指及其周围，然后一手捏住患手，另一手拇指在痛点做与腱鞘方向平行的推压约 1 分钟，再与腱鞘做垂直弹拨 10 次左右。如为屈拇肌腱腱鞘炎，医者可同时按揉鱼际，再做手指的纵向牵引，最后以柔和抚摸手法结束。

五、护理与预防

（1）功能锻炼。治疗期间，加强患指的屈伸活动，尽可能达到患指活动的最大范围。每日数次，每次 10 分钟以上。鼓励患者坚持功能练习，不应因疼痛放弃。

（2）应避免长期、快速、用力使用手指。

（3）手部勿着凉或浸冷水。

（4）定时做拇指外展、背伸及手指屈伸活动，以防止肌腱与腱鞘粘连。

六、典型病例

王某，女，59 岁，右手食指、中指疼痛，活动困难半年。

病史：2022 年 3 月 22 日初诊，患者于半年前无明显诱因出现右手食指、中指疼痛，活动困难，活动有弹响，无肢体麻木，曾多次到私人门诊及医院门诊诊治，诊断为食指、中指屈肌腱鞘炎，均行针灸和小针刀治疗，未见明显改善，遂来门诊求诊。

症见：患者神清，精神疲倦，右侧食指、中指疼痛，活动困难，手指屈伸活动有弹响声，晨起手指僵硬并疼痛加重，无恶寒发热，纳可，眠差，二便调。

查体：神清，一般情况可，右手食指、中指无明显肿胀、畸形，手指局部皮肤无发红发热，屈伸活动绞锁，有弹响声，食指、中指掌指关节横纹处均可触及绿豆大小结节，压痛明显，远端血供感觉可。舌淡，苔白，脉沉细。

1. 诊断

中医诊断：筋结（虚寒痹阻）。

西医诊断：右食指中指屈肌腱鞘炎。

2. 治疗

小针刀治疗。

（1）体位：患者仰卧位，掌心向上，手平放于治疗台上。

（2）定点：患指掌指关节纵轴正中、横纹附近硬结压痛点处。

（3）消毒：皮肤常规消毒，铺无菌巾，消毒范围应充分包括整个手掌及腕部。

（4）操作步骤：①在患指掌侧定点处，将针刀刀口线与指长轴平行，刀体与皮面垂直，快速刺入皮肤，稳定针刀，并保持针刀的上述平行与垂直方向，在结节正中，以刀锋垂直、短促、有度地沿结节纵轴"一"字形纵行切割腱鞘1～3刀，结节较大者，应纵行切开结节3～5刀，切开即可，直到扳机现象完全消失。②术中质量检查，将刀锋提起至皮下，让患者屈伸患指，如无弹响和扳机现象，活动自如，无阻力、无摩擦感则可出刀。如未达到标准，可在患指屈伸活动状态下，查知狭窄未完全解除的部位，进行如①所述操作以达到完全松解，解除卡压。③出刀后，让患者屈伸患指到最大程度，然后握住患指中节给予略过伸过屈运动1～2次，以创可贴敷创口，术终。

3. 效果

经治疗1次后，患者食指、中指屈伸活动自如，弹响及绞锁现象消失，3个月后回访未见复发。

【按语】

手指屈肌腱鞘炎是因肌腱外伤或劳损或受凉而致无菌性炎症水肿、鞘膜增厚、肌腱与腱鞘间隙狭窄，而出现的一系列临床症状指征。用针刀将指屈肌水肿或结节的部位切开松解，消除水肿或结节，将增厚的腱鞘膜切开，解除狭窄，松解粘连。经治疗后，患者的症状消失，治疗效果确切。火针疗法对该病也有很好的疗效，临床操作方便易行，也可作为本病首选方法。

第四十一章　蛇串疮（带状疱疹）

一、概述

带状疱疹实质是由水痘－带状疱疹病毒（varicella－zoster virus，VZV）感染引起的，沿单侧周围神经分布的簇集性水疱，以疼痛剧烈为特征的皮肤病。

中医称之为"缠腰火丹""蛇丹""蛇串疮"。中医认为本病的病因病机主要为肝气久郁，化火生毒，循经外发；或脾虚生湿，湿郁化火，湿热外溢肌肤；体虚患者，病久不愈，湿毒蕴蒸，致肌肤壅阻，气血瘀滞，常遗留刺痛不止。

二、诊断标准

1. 中医诊断标准

中医诊断标准参考中华人民共和国中医药行业标准《中医病证诊断疗效标准》。

（1）皮损多为绿豆大小的水疱，簇集成群，疱壁较紧张，基底色红，常单侧分布，排列成带状。严重者，皮损可表现为出血性，或可见坏疽性损害。皮损发于头面部者，病情往往较重。

（2）皮疹出现前，常先有皮肤刺痛或灼热感，可伴有周身轻度不适、发热。

（3）自觉疼痛明显，可有难以忍受的剧痛或皮疹消退后遗疼痛。

2. 西医诊断标准

西医诊断标准参考《临床诊疗指南·皮肤病与性病分册》[①]。

（1）发疹前可有疲倦、低热、全身不适、食欲不振等前驱症状。

（2）患处有神经痛，皮肤感觉过敏。

（3）好发部位是肋间神经、三叉神经、臂丛神经及坐骨神经支配区域的皮肤。

（4）皮疹为红斑基础上簇集性水疱，绿豆大小，疱壁较厚，疱液清澈。

---

① 中华医学会编著：《临床诊疗指南·皮肤病与性病分册》，人民卫生出版社2006年版。

（5）皮疹常单侧分布，一般不超过躯体中线。

（6）病程有自限性，一般为2～3周，愈后可留色素改变，发生坏死溃疡者可留瘢痕。

（7）头面部带状疱疹可累及眼耳部，引起疱疹性角膜结膜炎或面瘫等。

三、辨证分型

1．肝经郁热证

常见于本病的急性期，皮损鲜红，疱壁紧张，灼热刺痛，口苦咽干，烦躁易怒，大便干或小便黄。舌质红，舌苔薄黄或黄厚，脉弦滑数。

2．脾虚湿蕴证

皮损颜色较淡，疱壁松弛，伴疼痛，口不渴，食少腹胀，大便时溏。舌质淡，舌苔白或白腻，脉沉缓或滑。

3．气滞血瘀证

患处皮损透发不明显，但患处皮肤痛如针刺，或隐痛绵绵，动则加重，或痛如水烫火燎，不能触摸，同时可伴有心烦，夜寐不安，食欲缺乏，舌质暗，边有瘀斑，苔白，脉细涩。也见于后遗神经痛期，皮疹消退后局部疼痛不止。

4．气虚血瘀证

疱疹消退后留下色素沉着或疮痕，疼痛持续存在，呈隐痛、窜痛或偶有刺痛，拒按，入夜加重，伴有神疲乏力，肢体倦怠，头晕目眩，动则汗出，夜寐不安，舌暗苔白，脉沉细弱。

四、基本治疗

1．针刺治疗

（1）取穴：

1）主穴：中渚（健侧）、足临泣（患侧）、病变相应部位夹脊穴（患侧）、阿是穴。

2）配穴：肝经郁热，配太冲、行间；脾虚湿蕴，配足三里、阴陵泉；气滞血瘀，配三阴交、血海；气虚血瘀，配百会、足三里。

（2）操作：夹脊穴、阿是穴可加电针用连续波、密波，留针30分钟，每日1次，10次为1个疗程。每疗程间隔3～5日。

2．刺络拔罐

发病初期，用三棱针在至阳穴或阿是穴或龙头、龙尾点刺放血，当即用玻璃火罐采用闪火法将火罐置于皮疹处，隔日1次，连续治疗3～5次。

3. 火针疗法

取病变相应部位夹脊穴、局部阿是穴。局部酒精常规消毒，将中粗火针烧红烧透后，采用速刺法，在相应节段夹脊穴刺入 2～3 分，点刺疱疹的头、中、尾部，如图 41-1 所示。不留针，深度 2～3 分。或可加拔火罐以去除瘀血。较大水疱可用火针点破，使液体流出。复以干棉球擦拭。每周 2～3 次，5 次为 1 个疗程。

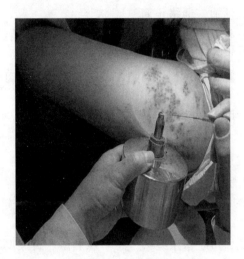

图 41-1 火针疗法

4. 耳穴埋豆

选穴取神门、肝、胆、肺，疼痛明显者取交感。

五、辨证用药及食疗

1. 肝经郁热证

（1）治法：清利湿热，解毒止痛。

（2）推荐方药：龙胆泻肝汤加减，含龙胆草、栀子、黄芩、大青叶、连翘、生甘草、泽泻、元胡、车前子等。

（3）饮食疗法：宜进食西瓜、藕、苹果、柚子等清热的食物。

2. 脾虚湿蕴证

（1）治法：健脾利湿，佐以解毒。

（2）推荐方药：除湿胃苓汤加减，含白术、厚朴、陈皮、茯苓、板蓝根、元胡、车前子、泽泻、生甘草等。

（3）饮食疗法：宜进食山药、薏米、扁豆等健脾利湿的食物。

3. 气滞血瘀证

（1）治法：活血化瘀，行气止痛，消解余毒。

（2）推荐方药：活血散瘀汤加减，含鸡血藤、鬼箭羽、红花、桃仁、元胡、川楝子、木香、陈皮、全丝瓜、忍冬藤等。

（3）饮食疗法：宜进食山楂、桃仁、白萝卜等行气活血的食物。

4. 气虚血瘀证

（1）治法：益气活血，通络止痛。

（2）推荐方药：补阳还五汤加减，含黄芪、当归、桃仁、红花、川芎、牛膝、白芍、党参、茯苓、甘草等。

（3）饮食疗法：宜进食黄芪、当归、灵芝、猪心、兔肉等补气活血的食物。

六、辨证施护及健康宣教

（1）保持局部皮肤清洁、干燥，勤换衣裤，防止感染。病室应通风，患者避免直接当风，防止感受风邪。

（2）保持良好的精神状态，情绪开朗、心气调和，并忌恼怒。保证充足睡眠。

（3）饮食宜清淡，多吃水果蔬菜，忌辛辣刺激、膏粱厚味之品，少食煎烤、油炸食物，禁烟酒。保持大便通畅。

（4）加强体育锻炼，增强机体抗病能力。

七、典型病例

患者陈某，女，64 岁，因左胸部、腋窝及肩背部疼痛 8 天，于 2021 年 8 月 8 日入院治疗。

病史：患者于 8 天前因劳累过度后出现胸部、腋窝及肩背部如火灼样疼痛，无恶寒发热，无胸闷心悸，患者未予重视。疼痛 3 天后腋窝处出现皮疹瘙痒，患者外涂氟轻松软膏后皮疹消退，但局部仍疼痛。发病第 5 天后，患者前胸部出现少许散发带状分布疱疹，外涂氟轻松软膏未见效果，遂来皮肤科就诊，诊断为"带状疱疹性神经痛"，患者为了系统治疗，而由皮肤科拟"带状疱疹"收入针灸科住院治疗。

症见：神志清，精神疲倦，左侧胸部、腋窝及肩背部火灼样疼痛，偶有触电样感觉，前胸部可见有带状样分布疱疹，未见有皮损、脓点及渗液，无恶寒发热、头痛头晕，无心悸心慌胸闷，无恶心呕吐、腹胀腹痛，纳可，眠差，二便调。

查体：舌红，少苔，脉弦滑数。入院后完善相关检查未见特殊异常。

1．诊断

（1）中医诊断：蛇串疮（肝经郁热）。

（2）西医诊断：带状疱疹。

2．针灸治疗

（1）治法：泻火解毒，清热利湿。以局部阿是穴及相应夹脊穴为主。

（2）取穴：

1）主穴：中渚（右侧）、足临泣（左侧）、胸2—9椎夹脊穴、阿是穴。

2）配穴：太冲、行间。

（3）方义：中渚、足临泣为足少阳胆经穴位，属远端取穴，可起到疏利肝胆、通经活络的作用，两穴相配效专力宏；局部阿是穴围针刺或火针刺络放血拔罐可引火毒外出；本病是带状疱疹病毒侵害神经根所致，取相应夹脊穴，直针毒邪所留之处，可泻火解毒、通络止痛；太冲、行间可清肝胆郁热。诸穴相配，可明显提高疗效。

（4）操作：诸穴均用毫针泻法。疱疹局部阿是穴用围针法，在疱疹带的头、尾各刺一针，两旁根据疱疹的大小选取1～3点。夹脊穴及疱疹局部配合火针刺络放血拔罐。

3．效果

经过1周的毫针针刺及火针刺络放血拔罐治疗后，患者左侧胸部、腋窝及肩背部疼痛消失，前胸部疱疹干枯结痂，未见有新发疱疹。门诊巩固治疗3个疗程，诸症消失。随访半年无复发。

【按语】

本病多与肝郁化火、过食辛辣厚味、感受火热时毒有关。情志不畅，肝经郁火；或过食辛辣厚味，脾经湿热内蕴；又复感火热时毒，以致引动肝火，湿热蕴蒸，浸淫肌肤、经络而发为疱疹。远端取穴，交经缪刺，效专力宏，取相应夹脊穴及阿是穴，直针毒邪所留之处，可泻火解毒、通络止痛，配合刺络放血、火针疗法，疗效显著。

第四十二章　瘿病（甲状腺结节）

一、概述

　　甲状腺结节（thyroid nodule）是指各种原因导致甲状腺内出现的一个或多个组织结构异常的团块。甲状腺结节在临床上极为常见，常见于女性。触诊发现的甲状腺结节为甲状腺区域内扪及的肿块；甲状腺超声检查发现的甲状腺结节为局灶性回声异常的区域。触诊发现一般人群甲状腺结节的患病率为3%～7%；而高清晰超声检查发现甲状腺结节的患病率达20%～70%。甲状腺结节多为良性，恶性结节仅占甲状腺结节的5%左右。甲状腺结节诊治的关键是鉴别结节的良恶性。

　　甲状腺结节在中医中归属于"瘿病"或"瘿瘤"范畴。

二、诊断标准

1. 中医诊断标准

　　中医诊断标准参考中华中医药学会发布的《中医内科常见病诊疗指南·中医病证部分》[①]。

　　（1）瘿病以颈前喉结两旁结块肿大为临床特征，可随吞咽动作而上下移动。初作可如樱桃或指头大小，一般生长缓慢。大小程度不一，大者可如囊如袋。触之多柔软、光滑；病程日久则质地较硬，或可扪及结节。

　　（2）多发于女性，常有饮食不节、情志不舒的病史，发病有一定的地区性。

　　（3）早期多无明显的伴随症状，发生阴虚火旺的病机转化时，可见低热、多汗、心悸、多食易饥、面赤、脉数等表现。

---

　　① 中华中医药学会发布：《中医内科常见病诊疗指南·中医病证部分》，中国中医药出版社2008年版。

2．西医诊断标准

西医诊断标准参考《中国甲状腺疾病诊治指南——甲状腺炎》[①] 和《甲状腺病学——基础与临床》[②]。

（1）病史：甲状腺疾病既往史及家族史、儿童或青春期颈部放射线检查和治疗史。

（2）查体：结节为甲状腺区域内扪及的肿块。

（3）超声：结节为甲状腺内局灶性回声异常的区域。采用不同的检查方法，发现结节的情况不一致，超声通常比触诊更敏感、准确，如查体未触及结节，超声检查发现结节；查体触到单个结节，但超声检查提示有多个结节。

三、辨证分型

1．气郁痰阻证

颈前喉结两旁结块肿大，质软不痛，颈部觉胀，胸闷，喜太息，或兼胸胁窜痛，病情常随情志波动，舌红，苔薄白，脉弦。

2．痰结血瘀证

颈前喉结两旁结块肿大，按之较硬或有结节，肿块经久未消，胸闷，食欲缺乏，舌质暗或紫，苔薄白或白腻，脉弦或涩。

3．肝火旺盛证

颈前喉结两旁轻度或中度肿大，一般柔软光滑，烦热，容易出汗，性情急躁易怒，眼球突出，手指颤抖，面部烘热，口苦，舌质红，苔薄黄，脉弦数。

4．心肝血虚证

颈前喉结两旁结块或大或小，质软，病起较缓，心悸不宁，心烦少寐，易出汗，手指颤动，眼干，目眩，倦怠乏力，舌质红，苔少或无苔，舌体颤动，脉弦细数。

四、治疗

1．针刺疗法

（1）取穴：

1）主穴：天突、扶突、水突、人迎、合谷、太冲、三阴交、列缺、照海。

---

① 中华医学会内分泌学分会《中国甲状腺疾病诊治指南》编写组：《中国甲状腺疾病诊治指南——甲状腺炎》，载《中华内科杂志》2008 年第 9 期，第 784－788 页。

② 白耀主编：《甲状腺病学——基础与临床》，科学技术文献出版社 2003 年版。

2）配穴：气郁痰阻，加丰隆、内关宽胸理气化痰；痰结血瘀，加丰隆、血海、膈俞；肝火旺，加行间、侠溪；心肝血虚，加心俞、肝俞。

（2）操作：天突穴先直刺0.2～0.3寸，然后将针柄竖起，针尖向下，沿胸骨后缘刺入0.5～1寸；瘿肿局部根据肿块大小施行围刺法，用4根1寸毫针分别以45°角刺入囊肿周围，再用1根针从囊肿顶部刺入，直达囊肿基底部，小幅度捻转提插，注意勿伤及颈总动脉及喉返神经；扶突直刺0.5～0.8寸，水突穴直刺0.3～0.5寸，人迎穴直刺0.5～0.8寸，针刺时注意避开颈动脉，气阴两虚者可灸大椎、关元；其他腧穴常规针刺。留针30分钟，每日1次，10次为1个疗程。每个疗程间隔3～5日。

2. 分析

（1）针灸对单纯性甲状腺肿疗效较好，若能同时加用碘剂治疗，则疗效更佳。

（2）在本病流行地区，除改善饮用水源外，应以食用碘化食盐做集体性预防，最好用至青春期以后。平时应多食海带、紫菜等含碘食物。发育期的青少年、妊娠期和哺乳期的妇女更应注意补碘。

（3）甲状腺明显肿大而出现压迫症状时，患者可考虑手术治疗。

（4）甲状腺功能亢进者出现高热、呕吐、谵妄等症状时应考虑甲亢危象之可能，须采取综合抢救措施。

五、预防保健

1. 预防

瘿病之中，以由水土因素作为主要病因者最为多见，所以针对水土因素进行预防是预防瘿病的一项主要措施。在容易发生瘿病的地区，人们可经常食用或煎服海藻（如海带、昆布等）。在食盐中加万分之一的碘化钠或碘化钾，是新中国成立后大规模采用的、简便而有效的预防措施。保持精神愉快、防止情志内伤，对预防瘿病的发生亦有重要意义。

2. 保健

瘿病患者应吃新鲜蔬菜及富于营养的食物。避免肥腻、香燥、辛辣之品，对有阴虚火旺表现的瘿病，尤应如此。在治疗期间，医者应观察瘿肿形状、大小及颈围的变化，并定期检查肿块硬度及活动度的变化，及早察觉肿块转化为石瘿的征兆。有发热、心悸、食欲缺乏、乏力、脉数等症状的患者，应适当休息。

六、典型案例

林某，男，39 岁，体检发现甲状腺结节 3 个月。

病史：2021 年 5 月初诊，患者于 3 个月前参加单位体检，甲状腺彩超显示：左侧甲状腺内见低回声结节，大小约 0.6 cm×0.2 cm、0.3 cm×0.4 cm；右侧甲状腺内见低回声结节，大小约 0.3 cm×0.5 cm。患者为求中医治疗遂来就诊。

症见：神清，精神可，颈肩部酸痛，活动可，偶有右上肢麻木，无恶寒发热、头痛头晕，无吞咽困难、声音嘶哑，善太息，情绪易激动，纳眠可，二便调。

查体：气管居中，未见侧偏，双侧甲状腺未触及肿块及压痛；舌红，苔薄白，脉弦。

1. 诊断

（1）中医诊断：瘿病（气郁痰阻）。

（2）西医诊断：甲状腺结节。

2. 治疗

针刺疗法。

（1）取穴：天穴、扶穴、水突、合谷、太冲、颈 2—6 夹脊穴。

（2）操作：常规皮肤消毒，天突穴先直刺入 0.2～0.3 寸，然后将针柄竖起，针尖向下，沿胸骨后缘刺入 1～1.5 寸；瘿肿局部根据肿块大小施行围刺法，用 4 根 1 寸毫针分别以 45°角刺入；水突、扶突穴用 1.5 寸的毫针刺入，小幅度捻转提插，注意勿伤及颈总动脉及喉返神经；水突、扶突直刺入 0.5～0.8 寸。每 5 分钟做行针手法，留针 30 分钟，每日 1 次，10 次为 1 个疗程。每疗程间隔 3～5 日。

3. 效果

经治疗 1 个疗程后，患者症状明显改善。连续治疗 3 个疗程后，复查甲状腺彩超显示：左侧甲状腺内见低回声结节，大小约为 0.5 cm×0.1 cm、0.3 cm×0.2 cm；右侧甲状腺内见低回声结节，大小约为 0.2 cm×0.5 cm。较前明显改善，其余症状消失。嘱患者坚持定期治疗，以巩固疗效。

【按语】

甲状腺结节为常见病，大多数为良性，患者多因无症状不够重视。本病主要原因是缺碘、炎症导致自身免疫性改变，针灸可有效地调理脏腑、疏通经络，从而达到调解免疫、改善局部循环的作用，对该病有很好的治疗作用。

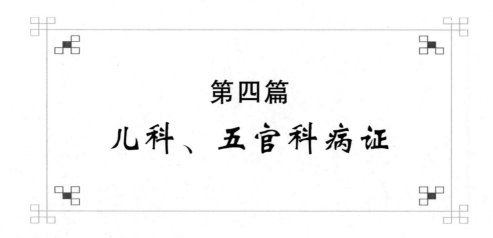

第四篇

儿科、五官科病证

第四十三章　疳证（小儿营养不良）

一、概念

疳证是指由于喂养不当，或因多种疾病的影响，导致脾胃受损、气液耗伤而形成的一种小儿慢性病证。临床以形体消瘦、面黄发枯、精神萎靡或烦躁、饮食异常、大便不调为特征。由于本病起病缓慢，病程较长，迁延难愈，严重影响小儿生长发育，甚至导致小儿阴竭阳脱，猝然而亡。故前人视之为恶候，并将疳证列为儿科四大要证之一。本病相当于西医学的营养不良。

二、诊断标准

1．病史
多见于3岁以下小儿，患病小儿常有喂养不当史或先天禀赋不足，或有原发疾病（如过食肥甘生冷，过度呕吐，泻痢日久不愈，肺痨或是为早产、双胎等），或感染诸虫。

2．症状
形体消瘦，面色不华，毛发稀疏枯黄，饮食异常，大便不调，或脘腹膨胀、烦躁易怒，或精神不振，或喜揉眉擦眼，或吮指磨牙，严重者有小老头貌。

3．体征
体重减轻，体重低于正常同龄儿童平均值15%以上。

4．病情分级
（1）轻度（即Ⅰ度营养不良），体重低于正常值15%～25%。
（2）中度（即Ⅱ度营养不良），体重低于正常值25%～40%。
（3）重度（即Ⅲ度营养不良），体重低于正常值40%以上。

5．腹部皮脂厚度测量
在锁骨中线、脐水平线交叉处，使拇指和食指相距3 cm，两指分别与皮肤表面垂直呈90°角，将皮脂层捏起，然后测皮脂层上缘厚度（皮下脂肪消失的顺序是：腹部—胸背（躯干）—臀部—四肢—面颊）。

6．实验室检查

血红蛋白及红细胞减少；肝肿胀者，血清总蛋白大多在 45 g/L 以下，血清白蛋白常在 20 g/L 以下。

三、中医辨证分型用药

疳证辨证以脏腑为纲，结合八纲辨证中的虚实两端，分清证所累及的脏腑，以脾胃为辨证核心，按病程久暂、病情轻重、病性虚实区别疳气、疳积、干疳三种证型。积滞病位主要在脾、胃，一般病初多实，积久则兼虚。

（一）疳证

1．疳气

（1）证候包括①主症：形体渐瘦，毛发稀疏；②兼症：面色萎黄，食欲不振，精神欠佳，大便或溏或秘结；③舌脉：舌质淡，苔薄白或微黄，脉细。

（2）治法：健脾助运。

（3）推荐方药：参苓白术散（《太平惠民和剂局方》）加神曲、山楂、麦芽。

2．疳积

（1）证候包括①主症：形体消瘦，面色萎黄，肚腹膨隆，甚则青筋暴露；②兼症：毛发稀疏结穗，精神不振或易烦躁多啼，夜寐不宁，多食易饥或嗜食异物；③舌脉：舌质淡，苔腻，脉细数。

（2）治法：消积健脾。

（3）推荐方药：肥儿丸（《医宗金鉴》）。

3．干疳

（1）证候包括①主症：皮肤干瘪起皱，大肉已脱，皮包骨头；②兼症：形体严重消瘦，毛发稀枯，面色苍白无华，精神萎靡，啼哭无力，腹凹如舟，大便稀溏或清稀；③舌脉：舌红嫩，苔少，脉沉细。

（2）治法：补益气血。

（3）推荐方药：八珍汤（《正体类要》）。

（二）积滞

1．乳食内积

（1）证候包括①主症：脘腹胀满，嗳腐酸馊或呕吐食物，大便酸臭或秘结；②兼症：不思乳食，或食而不化，大便夹有乳块，烦躁啼哭，夜寐不安；③舌脉：舌质红，苔腻，脉弦滑，指纹紫滞。

（2）治法：消乳化食。

（3）推荐方药：保和丸（《丹溪心法》）。

2. 脾胃虚弱

（1）证候包括①主症：不思乳食，食则饱胀，腹满喜按，面色萎黄，形体消瘦；②兼症：体倦乏力，夜寐不安，大便稀溏，夹有乳块或不消化食物；③舌脉：舌质淡，苔白腻，脉细滑，指纹淡滞。

（2）治法：健脾化积。

（3）推荐方药：健脾丸（《证治准绳》）。

四、针灸疗法

1. 疳气

（1）治法：健脾和胃，培中化滞。取俞募穴、足太阴脾经和足阳明胃经腧穴为主。

（2）取穴：

1）主穴：中脘、章门、脾俞、胃俞、足三里、公孙、四缝。

2）配穴：腹胀、便溏者，加天枢、气海；睡眠不佳者，加神门、三阴交。

（3）方义：中脘、章门、脾俞、胃俞是俞募配穴，可健脾和胃；足三里、公孙调补脾胃，消食导滞；四缝为治疗小儿疳病的经验要穴。

（4）操作：针刺用捻转提插补法。四缝穴用三棱针点刺，挤出少量黄水。

（5）疗程：留针 30 分钟，每日 1 次，10 次为 1 个疗程，每疗程间隔 3 ～ 5 日。

2. 疳积

（1）治法：消积，理脾，驱虫。取任脉和足阳明胃经穴为主。

（2）取穴：

1）主穴：膻中、中脘、天枢、百虫窝、足三里、章门、气海。

2）配穴：烦躁不安者，加神门、三阴交。

（3）方义：膻中行气降浊；中脘、天枢疏通胃肠积滞；百虫窝为经外奇穴，为驱虫要穴；章门为脾之募穴，配气海以健脾理气。

（4）操作：针刺用捻转提插补泻法。

（5）疗程：留针 30 分钟，每日 1 次，10 次为 1 个疗程，每疗程间隔 3 ～ 5 日。

3. 干疳

（1）治法：补益气血。取背俞穴和足阳明胃经腧穴为主。

（2）取穴：

1）主穴：肝俞、脾俞、膈俞、肾俞、关元、足三里、三阴交。

2）配穴：纳少便溏者，加中脘、天枢；肢体浮肿者，加阴陵泉。

（3）方义：脾胃为后天之本，故取脾俞、足三里、三阴交调理脾胃，以益生化之源；肾为先天之本，肾气旺则精气自充，故取肾俞、关元以补肾气；肝藏血，脾统血，故取肝俞、脾俞及血会膈俞，以调血养血。

（4）操作：针刺用捻转提插补法。

（5）疗程：留针 30 分钟，每日 1 次，10 次为 1 个疗程，每疗程间隔 3 ～ 5 日。

五、推拿手法

（1）补脾经，补肾经，运八卦，揉板门、足三里、胃俞，摩腹。用于疳气证。

（2）补脾经，清胃经、心经、肝经，捣小天心，揉中脘，分推手阴阳。用于疳积证。

（3）补脾经、肾经，揉板门，推四横纹，揉中脘，摩腹，揉二马，按揉足三里。用于干疳证。

上述治疗，每日 1 次，每次 30 分钟，10 天为 1 个疗程。每疗程间隔 3 ～ 5 日。

六、捏脊疗法

患儿俯卧，裸露背部。捏脊部位为脊柱及其两侧，医者用两拇指桡侧面置尾骶部皮肤，食指、中指前与拇指相对用力捏起皮肤，双手分别捻动向前推移到大椎穴止。重复 3 遍后，再每捏 3 把，将皮肤提起 1 次，直至大椎穴，如此反复 3 遍。

上述治疗，每日 1 次。可用于疳气、疳积证。

七、典型病例

梁某，男，3 岁，从小食纳欠佳，近 4 个月来形体逐渐消瘦，面色萎黄，肌肤失润，毛发稀疏发黄，食欲不振，精神欠佳，大便溏薄。舌质淡，苔薄白，脉细，指纹淡。

1. 诊断

（1）中医：疳证（疳气）。

（2）西医：小儿营养不良。

2．治疗

（1）患儿先取仰卧位，先进行上肢手部操作，推脾经 500 次，推板门 300 次，推四横纹 200 次，运内八卦 200 次，然后摩腹（以脐为中心，两手绕脐，由小至大，按顺时针方向做螺旋式转摩），约 5 分钟，使患儿腹部有种温热感，再按揉双侧足三里穴各 1 分钟。然后患儿再取俯卧位，食指、中指分别揉脾俞、胃俞、三焦俞，每穴各 1 分钟。之后医者在患儿的脊柱穴施捏法，自龟尾穴起，上至大椎穴止，3～5 遍。

（2）针灸处方：中脘、章门、脾俞、胃俞、足三里、公孙、四缝。

（3）治法：健脾和胃，培中化滞。

（4）操作：针刺用补法；四缝穴用三棱针点刺，局部消毒后，用三棱针或粗毫针针刺四缝穴约 1 分深，刺后用手挤出黄白色黏液。

3．效果

经治疗 1 次后患儿症状明显改善。2 个月后患儿家长带患儿复诊，患儿脸色红黄隐隐，毛发黑亮，精神佳。医者再行刺四缝穴，针刺后不再有黄白色黏液，疳积已除。

【按语】

患儿形体消瘦、面黄发枯、饮食异常、大便不调等表现，属于中医学"疳证"范畴。小儿脾常不足，饮食不知自节，易被饮食所伤，食积内停，积久成疳，此即"积为疳之母、无积不成疳"。本病初发乃为饮食不化，停积胃肠，脾失健运，气滞不行，后食积日久，伤及脾胃，脾胃虚弱，运纳失常，复又生积，积久不化，加重脾胃受损，发为疳证。本案患儿脾胃受损，水谷精微化生气血不足，形体失于濡养，故见形体消瘦、面色萎黄、头发细黄、身困；食积中焦，胃失和降，脾胃失和，故食欲减退。针刺配合挑四缝对小儿疳证有很好的治疗效果，现代研究认为挑四缝可使胰液分泌量明显增加，胰淀粉酶、胰脂肪酶含量增加，加速肠蠕动、减少排空时间，从而改善消化系统功能。针刺配合挑四缝可调理脏腑、健运脾胃、消疳化积，临床疗效显著。

第四十四章　针眼（麦粒肿）

一、概念

麦粒肿又称睑腺炎，是睫毛毛囊附近的皮脂腺或睑板腺的急性化脓性炎症，有内、外之分。睫毛毛囊附近的皮脂腺化脓性炎症称外睑腺炎，睑板腺的急性化脓性炎症称内睑腺炎。导致此症的病原菌大多为金黄色葡萄球菌。屈光不正、消化不良、便秘、妇女月经期、睡眠不足、过度疲劳、全身抵抗力减弱、糖尿病等是导致本病顽固易复发的原因。

本病属中医的"针眼""土疳""土疡"等范畴，俗称"眼疮"。

二、诊断标准

1. 主要症状

眼睑局限性红肿、疼痛，触之可及硬结及压痛，可伴有水肿，数日后可硬结变软，脓肿形成，耳前或颌下淋巴结肿大和压痛。外睑腺炎重者可有全身发热等症状。

2. 体征

（1）眼睑皮脂腺或汗腺感染即外睑腺炎，俗称"偷针眼"，与身体他处的疖肿相同。初起时有痒感，逐渐加剧，睑局部水肿、充血。有胀痛、压痛感，近睑缘处可触及硬结，发生在外眦部者疼痛特别显著，外侧球结膜也发生水肿，数日后硬结逐渐软化，扪之有波动感，在睫毛根部可有黄色脓头，可自行破溃排出脓液，红肿及疼痛迅速消退。若致病菌毒性强烈或患者抵抗力低下且伴有糖尿病、营养不良等其他疾病，炎症可由一个腺体扩展到其他腺体形成多个脓点，或者扩散到眼睑皮下结缔组织而演变为眼睑蜂窝织炎，表现为整个眼睑红肿，并波及同侧颜面部，眼睑不能睁开，触之坚硬，压痛明显，球结膜反应性水肿剧烈，往往伴有恶寒、发热、头痛等全身症状，耳前淋巴结亦肿大并有压痛。

（2）睑板腺感染称为内睑腺炎。内睑腺炎的临床症状不如外睑腺炎尤其位于外眦部者来得猛烈，因为发炎的睑板腺被牢固的睑板组织包围。在脓肿尚未穿破之前，充血的结膜面常隐见黄色脓头，可被自行穿破。少数情况下，脓液可从睑板腺的管道向外排出。但较常见的是脓液突破睑板和结膜的屏障而流入结膜囊内，脓液排出后红肿即消退。如果致病菌毒性剧烈，则炎症会在脓液未向外穿破前扩散，侵犯整个睑板而形成眼睑脓肿。

3. 辅助检查

（1）经过裂隙灯检查可发现眼睑结膜上有许多白色小点、滤泡、凸起的乳头。

（2）一般不予实验室检查，但如果感染情况非常严重甚至引起眼眶蜂窝织炎，则需对患者进行血液检查，此时患者会出现白细胞升高的表现。

（3）通过荧光素染色检查，角膜会有磨损。

三、中医辨证分型用药

1. 风热外袭

（1）症候包括①主证：发病初期，眼睑患处红肿痒痛，按之有硬结且压痛明显；②伴有头痛，发热，周身不适。③舌淡，苔薄白或微黄，脉浮数。

（2）治法：疏风清热。

（3）推荐方药：银翘散。

2. 热毒上攻

（1）症候包括①主证：眼睑红肿，灼热疼痛，硬结肿大明显，重者白睛浮肿；②伴有口渴喜饮，便秘溲赤；③舌红，苔黄，脉数。

（2）治法：清热解毒，泻火消肿。

（3）推荐方药：黄连汤。

3. 脾胃伏热

（1）症候包括睑腺炎反复发作，无全身症状，但体质壮实。

（2）治法：清脾散热。

（3）推荐方药：清脾散。

4. 脾胃虚弱

（1）症候包括①主证：睑腺炎反复发作，红肿不重；②全身症见：面色萎黄，体倦乏力，胃纳欠佳；③舌质淡，苔少，脉细无力。

（2）治法：健脾益气，托里排脓。

（3）推荐方药：参苓白术散。

四、针灸经验方

1. 挑刺法

在肩胛骨内缘或附分、魄户、膏肓穴、魂门穴（分别在第2、第3、第4、第5胸椎旁开3寸处）附近的皮肤表面，找到暗红色或红色点（或充血点）1个或数个，若无阳性反应点，可直接挑刺穴位（每次选2组穴），如图44-1所示。消毒后，用针挑破，挤出黏液或血水，以干棉球擦去再挤压，直到挤不出为度。

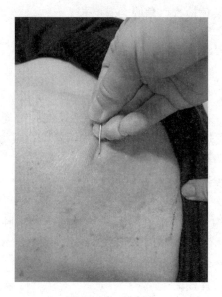

图44-1 挑刺法

2. 放血疗法

（1）取穴：太阳、耳尖、耳背静脉。

（2）操作：在病眼侧耳尖穴位上，即耳廓最高点处，用酒精消毒后，以左手拇指、食指从内外两侧捏住耳尖皮肤，以右手持针（一次性注射针头、三棱针均可）速刺，深达皮下，出针后放血数滴；或在患侧耳背静脉、太阳穴附近找瘀络刺破放血，以瘀血尽出为度。

3. 针刺疗法

（1）主穴：太阳、攒竹、四白、承泣、合谷（健侧）、行间（健侧）、中渚（健侧）等。眼部取穴应在红肿区以外，手法宜用泻法。

（2）配穴：外感风热者，加配曲池、外关；脾胃湿热者，加配阴陵泉；脾胃虚弱者，加配足三里。

4．耳针疗法

取穴：眼、肝、脾、耳尖。每日 1 次。

5．刺络拔罐

取穴：取大椎、风门。用三棱针刺出血后拔罐。

6．艾灸

（1）适用于脾胃虚弱型患者。

（2）操作：用艾条灸法灸脾俞、胃俞、足三里，每日灸治 1 次，每次 15 分钟。

五、用穴分析

取手阳明经原穴合谷，足阳明经承泣、四白、曲池、足太阴经阴陵泉以清脾胃之湿热。取足太阳经攒竹、手少阳经中渚、足厥阴经行间、经外奇穴太阳以疏风解热。诸穴共奏疏风清热、利湿解毒之功。取足阳明经下合穴足三里以达健脾益气、扶正祛邪之效。

六、推拿手法

指压或按揉二间穴、太阳穴、眼耳穴，足部全息穴眼区、每个穴位按摩3～5 分钟。

七、典型病例

患者，男，5 岁，2021 年 6 月 30 日就诊。

病史：该患者于 1 个月前无明显诱因下出现右眼下眼睑局部红肿伴流泪的症状。下眼睑局部出现一个肿大的非化脓性包块，局部红肿，伴右眼流泪，无全身发热及视物模糊，于外院眼科就诊后用眼药水等（具体用药不详）治疗后，症状反复，为求针灸治疗，遂来门诊求治。

查体：患儿右眼下眼睑肿大，局部无结痂，伴有脓性分泌物，发病以来患者睡眠可，饮食情况良好，右眼下睑有一 4 mm×6 mm 硬结，红肿，压痛（＋＋＋），睑结膜充血（＋＋），有少量分泌物，舌淡，苔薄白，脉沉。

1．诊断

（1）中医诊断：针眼（脾胃虚弱）。

（2）西医诊断：麦粒肿。

2．治疗

（1）．治法：健脾益气、消肿解毒。

（2）取穴：合谷（左侧）、中渚（左侧）、攒竹（右侧）、太阳（右侧）、足三里（双侧）。

（3）操作：足三里用捻转补法，余穴均用捻转泻法，留针 30 分钟。拔针后在患侧太阳处放血数滴、背部肩胛骨内缘处找阳性反应点挑刺。

3．效果

治疗 1 次后，患者诉眼睛明显疼痛明显减轻，下眼睑局部红肿包块较前明显缩小。治疗 5 次后，患儿主症尽消，下眼睑包块消失。

【按语】

该病诱因多为气血不和、营卫失调，如果同时外感湿热、引动内毒，则会相煎生脓热，致热毒攻上。麦粒肿针灸治疗，主要取手阳明大肠经、足阳明胃经，以及足太阳膀胱经的腧穴进行治疗，针刺以泻法为主。远端交叉取穴配合局部取穴为主，对于久病患者，应注意扶持正气，进行挑刺放血后，可驱邪毒外出，临床往往可收奇效。

第四十五章　近视

一、概念

近视是指视近物清晰，视远物模糊的眼病。古称能近怯远症，至《目经大成》始称近视。其中，有先天生成、近视程度较高者。近视又有近觑之称，俗名觑觑眼。古代医籍对本病多有论述。相当于西医学之功能性（假性）近视。

二、诊断标准

1. 中医诊断标准

中医诊断标准参考中华人民共和国中医药行业标准《中医病证诊断疗效标准》。

2. 西医诊断标准

西医诊断标准参考全国高等医药教材建设研究会规划教材《眼科学》（第7版）[①]。

（1）近视力正常，裸眼远视力低于1.0，但能用凹球透镜矫正。

（2）轻度近视：≤-3.00 D。

（3）青少年裸眼远视力在短期内下降，休息后视力又有提高，使用阿托品麻痹睫状肌后，检影近视度数消失或小于-0.50 D，为假性近视。

（4）年龄为6～18岁。

三、辨证分型

1. 肝肾不足证

近视日久，眼前渐生黑花，全身可见头晕耳鸣，腰膝酸软，夜眠多梦，舌淡，苔薄白，脉细弱。

---

① 赵堪兴、杨培增主编：《眼科学》（第7版），人民卫生出版社2008年版。

2. 心脾两虚证

视近清晰，视远模糊，视疲劳，喜垂闭，神疲乏力，纳呆便溏，头晕心悸，面色不华或白，舌淡，脉细。

3. 气滞血瘀证

近视清晰，远视模糊，久视则眼球酸胀、干涩疼痛，目眶紫暗，眉棱骨疼，或见情志不舒、头晕、耳鸣、视疲劳，舌暗，脉弦细。

四、针灸治疗

1. 基本治疗

（1）治法：通络活血，养肝明目。以局部穴及手足太阳、足少阳经穴为主。

（2）取穴：

1）主穴：风池、承泣、睛明、太阳、光明、养老。

2）配穴：肝肾不足，配肝俞、肾俞、太溪、照海；心脾两虚，配心俞、脾俞、神门、足三里；气滞血瘀，配血海、膈俞、膻中。

（4）方义：风池疏导头面气血，可加强眼区穴位的疏通经络作用；承泣、睛明、太阳为局部选穴，可疏通眼部经络；光明为足少阳经之络穴，可养肝明目；养老为手太阳经穴，有养血明目的作用。

（5）操作：承泣、睛明选用 0.30×40 mm 毫针，将眼球固定，轻缓刺入 1～1.2 寸，忌提插捻转，出针时长时间按压以防出血；风池、光明用平补平泻法，或用补法；养老用补法或温灸法。风池针感宜扩散至颞及前额或至眼区。余配穴均用补法。

3. 其他治疗

（1）穴位注射：足三里、光明、肾俞、脾俞，每次选 2～3 穴，用维生素 B_{12} 注射液，每穴每次注入药液 2 mL，隔日 1 次。

（2）耳针取穴：眼、肝、肾、心，留针 30 分钟，隔日 1 次，10 次为 1 个疗程；或埋耳针，将中药王不留行药籽，用胶布贴附在上述穴位，每周换药 1 次，5 次为 1 个疗程。

（3）梅花针：叩打后颈部及眼眶周围、骶部，于颈椎两侧各打 3 行，于眼眶上缘及下缘密叩 3～4 圈，同时在眼区周围的穴位处各叩几下，轻刺激，隔日 1 次；也可叩打背部腧穴，给予中等刺激至局部皮肤潮红，隔日 1 次。

（4）艾灸：用艾条灸法灸肾俞、肝俞、心俞，每日灸治 1 次，每次 15 分钟。

五、推拿治疗

1. 推拿手法

抚、揉、推、按、擦。

2. 操作方法

（1）患者取坐位，医者位于患者前面，先用拇指抚法抚患者前额、眉弓、眼球及两侧头部2～3分钟；然后用拇指揉法施术于上述部位3～5分钟；再用拇指揉法推揉睛明、攒竹、承泣、神庭、眉冲等穴3～5分钟。

（2）患者取仰卧位，医者位予患者左侧，用撑按法于关元穴，持续按压约6分钟，使患者腹部及腰部有发热感；再用拇指按揉法于血海、三阴交穴，每穴操作1～2分钟。

（3）患者取俯卧位，医者位予患者右侧，用拇指按揉法施术于肝俞、肾俞5分钟；以患者有酸胀感为度。

六、经典病例

赵某，男，17岁，2022年12月18日就诊。

病史：双眼视力下降3月余，加重1周。患者自诉上高中以来，学业加重，用眼时间长，视力下降越发明显，自觉经较长时间休息后视物模糊感可轻微缓解，并于某眼科医院行散瞳验光诊断为假性近视，经测定，左右裸眼视力分别为0.5、0.4，眼底检查无异常改变，余无明显不适。予肌苷片、维生素 B_1 口服，无明显效果。后经介绍，由家人带来就诊。

症见：双眼视力下降，视近清晰，视远模糊，神疲乏力，头晕心悸，面色少华，舌淡，苔薄白，脉沉细。

1. 诊断

（1）中医诊断：近视（心脾两虚）。

（2）西医诊断：假性近视。

2. 治疗

（1）治法：健脾安神，养肝明目。

（2）处方：针灸、推拿。

（3）针灸取穴：风池、承泣、睛明、太阳、光明、养老、心俞、脾俞、神门、足三里。

（4）推拿手法治疗：先用拇指抚法抚患者前额、眉弓、眼球及两侧头部3分钟；然后用拇指揉法施术于上述部位3～5分钟；再用拇指揉法推揉睛明、攒竹、承泣、神庭、眉冲等穴 3～5 分钟，同时配合按揉眼周腧穴、刮上下眼眶、分推眼眶及熨目等操作以促进局部气血运行，使目得气血濡养而能视。刺激眼周腧穴也可明显改善眼肌调节反射，营养眼部神经肌肉，缓解睫状肌和眼外肌痉挛，消除疲劳。每日 1 次，10 次为 1 个疗程，每个疗程结束后复查视力，间隔 1 周，再进行下一疗程治疗。

3. 效果

经 1 个疗程推拿、针灸治疗后，患者使用标准视力表测试视力，结果显示右眼 0.8、左眼 0.6，视远物较前清晰，视力不再下降。经 3 个疗程治疗后，视力测试为右眼 1.0、左眼 0.8，其余诸症均得到改善。

【按语】

在对近视患者进行治疗时，需充分发挥经络"经脉所过，主治所及"的分经主治规律。足太阳膀胱经"起于目内眦，上额交巅"；足少阳胆经则"起于目锐眦，上抵头角""其支者……出走耳前，至目锐眦后""其支者，别锐眦，下大迎"，该经循行一周三次过眼，故临床治疗时多采用扫散法和拿法疏通头项部足太阳膀胱经和足少阳胆经的经络气血，有时对头部及颈项部的操作亦可有效改善椎基底动脉的血液供应，改善眼部血液循环，使眼得以濡养，视力得以提高和恢复。同时发挥远近配穴的作用，使眼睛得到气血濡养而能清楚视物。

第四十六章　耳鸣、耳聋（神经性耳鸣、耳聋）

一、概述

耳鸣是自觉耳内或颅内有声响，但外界并无相应的声源。耳鸣多数是一种主观症状，也常常是早期听力损害的暗示或警告。引起耳鸣的原因颇多，如各种外耳、中耳和内耳的病变，高血压、贫血、肾病及神经衰弱等全身性疾患，耳中毒性药物（链霉素等）均可引起耳鸣。

中医认为，耳鸣是多种病症的常见症状，常与耳聋合并出现，多发于中老年人，故有"聋为鸣之渐，鸣为聋之始"之说。古代医籍中对耳鸣的论述很多，如中国最早的医著《黄帝内经》中记载，"髓海不足，则脑转耳鸣""上气不足，……耳为之苦鸣"。耳为肾之窍，为肾所主，又与其他脏腑经络有着广泛的联系，因此，五脏六腑、十二经脉之气血失调皆可导致耳鸣，其中，由外感邪气、脏腑内生痰火瘀滞引起的耳鸣多为实证，由脏腑虚损、久病耗损所致的耳鸣多为虚证，两者病理机转各不相同。

二、诊断标准

1. 病史

（1）传染病史，例如流行性乙型脑炎、流行性腮腺炎、化脓性胸膜炎、麻疹、猩红热、流行性感冒、耳带状疱疹、伤寒等，都会对内耳造成严重程度不同的感音神经性耳聋。

（2）药物中毒史，如庆大霉素、卡那霉素、多黏菌素、双氢链霉素、新霉素等药物都会引起耳鸣。

（3）外伤史，颅脑外伤和颞骨骨折对内耳结构造成损伤，造成内耳出血，或者由于剧烈震荡而造成内耳损伤，都会导致感音神经性耳聋。

2. 症状

（1）轻度耳鸣者，耳畔可出现流水声或嘶嘶声，间歇性发作。

（2）中重度耳鸣，表现为持续性耳鸣，患者即使处于嘈杂的环境中仍然有耳鸣的感觉，重则影响到听力。

（3）极重度耳鸣可伴随眩晕的出现，在与他人近距离交谈时也无法听清对方的谈话。患者对耳鸣难以忍受，如继续恶化进而可能加重为耳聋。

3．辅助检查

（1）全身检查：眼底、颞颌关节；颈部及耳周有无异常的血管搏动、血管杂音；颈部转动及压迫颈动、静脉后对耳鸣的影响等。

（2）耳镜检查：观察外耳道有无红肿、狭窄、耵聍栓塞、异物、分泌物、后上壁塌陷等，鼓膜有无充血、内陷、增厚、穿孔、萎缩、钙化斑及鼓室积液等。

（3）听力学检查：纯音听阈测试、阈上功能测试、声导抗测试、电反应测听、耳声发射测试等。

（4）耳鸣音调测试和响度测试：测试患者耳鸣音调的主音调和响度的强度。大多数耳鸣的感觉级为 10 ~ 15 dB。

（5）耳鸣掩蔽听力图：将刚可掩蔽耳鸣的各频率纯音或窄带噪声的最小强度级（分贝），记录在听力图并连成曲线即为耳鸣掩蔽听力图或耳鸣掩蔽听力曲线。

（6）全身其他系统的检查：怀疑由内科、外科、神经科、精神科等疾病引起的耳鸣，应进行相关系统的检查。

（7）心理学评价：由于耳鸣多与焦虑等心理因素有关，因此，严重的耳鸣患者应进行心理学的评估。

三、中医辨证分型及用药

1．肝肾阴虚型

（1）证候：①耳鸣、耳聋，鸣声尖细，入夜尤甚，听力渐减，房劳则重。②伴头晕眼花，腰膝酸软。③舌红，少苔，脉细数。

（2）治法：滋补肝肾，清降虚火。

（3）推荐方药：耳聋左慈丸。

2．肾阳亏虚型

（1）证候：①耳鸣、耳聋，鸣声细弱，入夜明显。②并见腰痛或腰膝酸软乏力，面色淡白或晄白，畏冷肢凉，阳痿或阴寒，月事不调，小便清长。③夜尿频数，或尿有余沥。④舌质淡胖，脉沉迟。

（2）治法：填精益肾，温阳聪耳。

（3）推荐方药：补骨脂丸。

3. **肺脾气虚型**

（1）证候：①耳鸣、耳聋反复发作，逐年加重。②倦怠乏力，少气懒言，面色不华，食欲不振，易感冒。③舌质淡，脉细缓无力。

（2）治法：补益肺脾，升阳充耳。

（3）推荐方药：益气聪明汤加减。

4. **心脾两虚型**

（1）证候：①耳鸣、耳聋，每于蹲位起立时突然加重。②自觉头部、耳内空虚发凉感，或于劳后加重。③兼见面色萎黄无华，倦怠少力，失眠多梦，心悸不宁，或心神恍惚。④舌质淡，脉细或弦细。

（2）治法：补益心脾，养血安神。

（3）推荐方药：归脾汤加味。

5. **瘀血阻络型**

（1）证候：①耳鸣、耳聋，耳鸣程度无明显波动，或呈缓慢加重，全身或兼见其他虚证。②舌质黯或有瘀点、瘀斑，脉弦细或涩。

（2）治法：化瘀通络，开窍聪耳。

（3）推荐方药：通窍活血汤加减。

6. **风热侵袭型**

（1）证候：①起病较急，症状较轻。②耳鸣音调较低沉，耳内有胀满、堵塞的感觉，多有自语增强的特点。③常伴鼻塞、流涕、咳嗽等肺经表证，鼓膜可见充血、内陷。④舌淡红，苔薄白，脉浮数。

（2）治法：疏风、宣肺、通窍。

（3）推荐方剂：银翘散加减。

7. **肝火上扰型**

（1）证候：①发病多较突然，症状比较重，耳鸣声较大。②与情绪情志变化关系密切，常常在郁怒之后发生或加重。③多伴有口苦、心烦、头昏、头痛、急躁易怒等肝火上逆的症状。④舌质红，苔黄，脉弦数。

（2）治法：清肝泄热通窍。

（3）推荐方药：龙胆泻肝汤加减。

8. **痰浊上壅型**

（1）证候：①病程一般较长，耳鸣、头昏、头沉、头重、头闷，耳内胀闷、堵塞感明显。②可伴有胸闷，纳呆。③舌质多较胖，边有齿痕，苔厚腻，脉弦滑。

（2）治法：化痰降浊，和胃开窍。

（3）推荐方药：二陈汤加减。

四、针灸经验方

1. 针刺

（1）取穴：

1）主穴：翳风、听会、侠溪、中渚。

2）配穴：肝胆火盛，配太冲、丘墟；外感风邪，配外关、合谷；肾虚，配肾俞、关元。

（3）操作：针刺以捻转提插补泻法为主，补虚泻实，每日1次，留针30分钟，每隔10分钟行针1次，10次为1个疗程，每疗程间隔3～5日。

2. 艾灸

用艾条灸法灸百会、翳风、听宫、风池，每日灸治1次。

3. 耳针

（1）取穴：皮质下、内分泌、肝、肾、神门。

（2）操作：取同侧或双侧，针刺30分钟，隔日1次，10次为1个疗程。或用耳穴压丸法治疗，每天加压3～4次，至加压处有热胀感即止。

五、用穴分析

手足少阳两经经脉均绕行于耳之前后，因此取手少阳之中渚、翳风，足少阳之听会、侠溪，疏导少阳经气以达到治疗效果。针刺用泻法。肝胆火盛者，配取肝经太冲、胆经原穴丘墟，用泻法清泄肝胆之火。风邪外袭者，取外关、合谷以疏解表邪，外邪解则经气宣畅。肾开窍于耳，肾虚则精气不能上注于耳，故取肾俞、关元以调补肾经元气，使精气上输耳窍，奏止鸣复聪之效。

六、推拿治疗

以两手掌心紧按外耳道口，同时以四指反复敲击枕部或乳突部，继而手掌起伏，使外耳道口有规律地开口，每次3～5分钟。继用两手食指插入耳孔，震动10余次后猛力外拔，反复10～20次。用拇食指揉按翳风、听宫、风池及乳突周围，各1～2分钟，每天3～4次。

七、典型病例

李某，男，51岁。因双耳听力下降7年于2021年3月14日就诊。患者7年前突感双耳鸣响，随之出现听力减退，面色潮红，眠不实，多梦。经检查诊断为"神经性耳聋"。曾采用高压氧及针灸中药等多种治疗效果不著。耳鸣为低音调，左耳为甚。

查体：双耳听力下降，舌红，少苔，脉细数。

1．诊断

（1）中医诊断：耳鸣、耳聋（肝肾阴虚）。

（2）西医诊断：神经性耳聋。

2．治疗

（1）治法：益肝肾，兼以潜阳。

（2）针灸取穴：肾俞（双侧），翳风（双侧），听宫（双侧），外关（左侧），中渚（左侧），三阴交（双侧）。

（3）操作：提插捻转补泻，补肾俞不留针，余穴留针30分钟。

3．效果

上法治疗3次，耳鸣减轻，听力无变化。针7次，兼服中药，听力略有增加，耳鸣明显减轻。上法治疗13次，耳聋明显减轻，听力增加，耳鸣时轻时重。

经过2个疗程治疗后，患者耳鸣明显减轻，耳聋亦逐渐恢复。右耳原已丧失听力，现亦能听到钟表声；左耳听力恢复，一般讲话基本能听清。眠好，二便调，舌淡红，苔薄，脉细。

【按语】

患者年达五十，肝肾阴虚，肝阳浮越于上故面颊潮红。肾开窍于耳，肾精不足，不能上荣于耳，则双耳闭塞不聪。《灵枢·经脉》指出，"手少阳之脉……从耳后入耳中，出走耳前"，"手太阳之脉……却入耳中"，"足太阳之脉……从巅至耳上角"，"足阳明之脉……上耳前"。这说明在十二经脉中有五条经脉联络于耳，其中手、足少阳经与手太阳经脉均入耳中，故耳鸣、耳聋与此三经有着密切的关系。故取翳风、听宫、听会为主穴，以疏通经络，开窍聪耳。

第四十七章　乳蛾（急性扁桃体炎）

一、概述

急性扁桃体炎是主要由溶血性链球菌引起的一种伴有全身症状的以扁桃体为主的咽部急性炎症。本病临床以咽部喉核（腭扁桃体）肿大，或伴红肿疼痛，甚至化脓溃烂为主症。因肿大的喉核状如乳头或蚕蛾，故中医名为乳蛾。

常发生于儿童及青少年。本病一年四季均可发生，其中春冬二季最喜发病。任何年龄均可发病，以儿童和少年多见，3～10岁儿童发病率最高。本病临床多伴有高热，多数经积极治疗可获痊愈，但婴幼儿病程较长，可迁延不愈或反复发作。如不及时治疗，容易出现鼻窦炎、中耳炎、颈淋巴结炎等并发症，偶可伴发水肿（急性肾小球肾炎）、痹证（风湿热）、心悸（风湿性心脏病）等病症。

二、诊断标准

（1）病史：患者常有感冒病史。

（2）症状：起病急、恶寒、高热（可达39～40℃）、全身酸痛。

（3）体征：急性病程，面颊赤红，咽部黏膜呈弥漫性充血。以扁桃体和两腭弓最为严重，腭扁桃体肿大，在扁桃体表面可显黄白脓点，或在隐窝口处有黄白色或灰白色的点状豆渣样渗出物，可呈皮片状似假膜；颈部淋巴结大，特别是下颌角处的淋巴结往往肿大，并且有触痛。

（4）辅助检查：血常规检查结果显示，急性扁桃体炎患者的白细胞轻或中度增加；中性分叶核粒细胞增多，可有核左移。

三、中医辨证分型用药

1. 风热侵袭

（1）症候：①咽部疼痛，喉核红肿。②伴发热、恶寒、头痛、鼻塞。③舌红，苔薄黄，脉浮数。

（2）治法：疏风清热，消肿利咽。

（3）推荐方药：疏风清热汤。

2．肺胃蕴热

（1）症候：①咽喉剧痛，痛连及耳根、颌下，吞咽困难，喉核红肿较甚。②高热烦渴，便秘溲赤。③舌红，苔黄，脉数有力。

（2）治法：泄热解毒，利咽消肿。

（3）推荐方药：清咽利膈汤。

3．虚火上炎

（1）症候：①咽部干燥不适，微痒、微痛，午后症状明显，缠绵日久。②舌质红或干，少苔，脉细数。

（2）治法：肺阴虚者，宜养阴清肺、生津润燥；肾阴虚者，宜滋阴降火、清利咽喉。

（3）推荐方药：肺阴虚者用养阴清肺汤；肾阴虚者用知柏地黄汤。

四、针灸验方

1．针刺

（1）取穴：

1）主穴：合谷、天突、内庭、曲池、少泽、风门、廉泉。

2）配穴：如病者比较严重，热度高、肿痛加剧，应配合针刺翳风、少商、商阳；虚火上炎者，加太渊、然谷、三阴交；气郁痰结者，加内关、尺泽、丰隆。

（2）操作：毫针刺以捻转提插泻法为主，补虚深实；留针15分钟，每日1次，3次为1个疗程。

2．穴位注射

（1）取穴：肺俞、肩井、曲池。

（2）操作：每个穴位注射10%葡萄糖注射液1 mL，每日1次。

3．耳针

扁桃体区压痛点、咽部压痛点，埋针3～6天，在留针期间，患者可自行按压以加强刺激。

4．放血疗法

用三棱针或一次性注射针头在耳尖穴刺入1～2分深，放血数滴；或在耳壳背部找出明显的小静脉；或在乳蛾处，用三棱针刺破之，使瘀血尽出。

五、用穴分析

合谷泄阳明蕴热；点刺少商、商阳出血以疏解肺经风热；风门、内庭清热镇痛，配曲池、少泽、天突疏风解毒，利咽消肿；翳风系手少阳与足少阳之会穴，有清热散邪、通关开窍之功。诸穴配用，以增强疗效。

六、推拿手法

1. 成人推拿

指揉合谷穴、阳池穴、外关穴、曲池穴、大鱼际，指掐少商穴、商阳穴，每穴操作大约 1 分钟；点按双侧内庭穴，指揉天突穴。肺胃热盛者，指刮颈部两侧至颈窝缺盆穴。指刮颈中央，以颈部局部出现痧斑为度，指揉风池穴、风府穴、天柱穴、百劳穴、大椎，提拿肩井，指揉肺俞穴，每穴大约一分钟。肺胃郁热比较严重的，可以用薄荷水来横擦大椎穴。乳蛾是实证，手法应轻重适合，以耐受为度。

2. 小儿推拿

清肺经（自无名指掌面末节指纹推向指尖）300 次。清天河水（自前臂内侧正中至腕横纹推向肘横纹）100 次。揉太阳（按揉眉梢后太阳穴）100 次。开天门（自小儿眉心推向前发际边缘）100 次。

七、典型病例

王某，男，4 岁，发热伴咽痛 2 天于 2021 年 5 月 27 日就诊。

病史：患儿 2 天前因进食辛辣食物后出现咽痛，吞咽困难，当晚出现发热，体温为 38.5 ～ 39 ℃，恶寒，烦躁，口干口臭，纳呆，大便干结，小便黄，舌红，苔黄，脉数。

查体：咽部充血，扁桃体 Ⅱ 度肿大，双侧可见米粒大小脓点，心肺未闻及异常。

1. 诊断

（1）中医诊断：乳蛾（风热侵袭证）。

（2）西医诊断：急性扁桃体炎。

2. 治疗

（1）推拿：清肺经、清大肠经，天突穴、清天河水穴，对扁桃体外方的位置推拿 3 分钟左右。

（2）针刺治疗：①考虑患儿年幼，针灸使用埋皮肤针法，采用合谷、天突、内庭、曲池、少泽、风门、廉泉等穴位。②针刺乳蛾放血，向患儿家长及患儿告知操作目的，取得患儿及家长同意后，使用1.5寸一次性使用针灸针，将针体藏于一次性消毒小棉签中，左手持压舌板，充分暴露扁桃体，采取点刺的方法，在肿大的扁桃体上点刺2～3下。操作后嘱家长给予患儿漱口，1小时内暂不进食。

3. 效果

经过放血后，患儿发热间隔较前明显延长，热峰下降至38.8 ℃，予中药熏足后体温可退，咽痛症状缓解。第2日，患儿低热，热峰37.6 ℃，可自行热退，无明显咽痛，进食较前增加。

【按语】

本病多源起于热毒侵袭肺、胃，逆搏结于喉核，行针刺推拿宜"清"宜"泻"，若病程迁延反复发作，多为虚证或虚实夹杂，宜滋养肺肾、清利咽喉，采用"补泻兼施"。

第四十八章　齿痛（牙痛）

一、概述

牙痛是口腔疾患的常见症状之一，中医又称"齿痛"，指发生在牙齿或牙齿周围组织因各种原因引起的疼痛，根据牙痛程度的不同可以分为急性牙痛和慢性牙痛。常见于龋齿、牙髓炎、根尖周炎、牙外伤、牙本质过敏、牙周脓肿、阻生智齿等口腔疾病。也可见于三叉神经痛、急性心绞痛、偏头疼、肿瘤、外伤等口腔之外的疾病。

中医认为，牙痛是由于外感风邪、胃火炽盛、肾虚火旺、虫蚀牙齿等原因所致，风热侵袭、风火邪毒侵犯，伤及牙体及牙龈肉，邪聚不散、气血滞留、气血不通、瘀阻脉络而为病。

二、诊断标准

1. 症状

牙疼痛、牙龈肿胀、咀嚼困难、口渴口臭、下颌淋巴结肿大；多种牙原性疾病和非牙原性疾病都可引起牙疼，所以临床鉴别很重要。应对患者牙疼的原因、性质、时间、部位及全身情况做综合判断分析。牙源性疼痛一般在临床上常见为牙齿、牙龈、下颌及头部的疼痛，有自发性、阵发性、放射性疼且难以定位，冷热刺激加重可有叩痛或不适。如果脓肿部位近龈缘，有牙周袋且松动明显，X 线结果显示牙槽骨吸收，相应淋巴结压痛，体温升高，严重时可能引起全身不适。非牙源性常见于三叉神经痛、上颌窦炎等疾病。上颌窦炎无明显牙体疾患，上颌窦区多个牙叩痛，有感冒史，脓涕和上颌窦炎史，上颌窦穿刺有脓液；三叉神经痛，有扳机点，阵发性电击样剧痛，白天重，冷热刺激正常。

2. 辅助检查

（1）视诊、扪诊、探诊、叩诊，观察患者的颌面部、牙体、牙周和口腔黏膜的情况。

（2）借助 X 线片可帮助确定龋病的部位和范围、深度；有无髓石，内吸收和根管的形态和数目；是否有牙折和颌骨骨折；牙周膜的宽度和牙槽骨吸收情况；埋伏牙情况；是否存在颌骨内或上颌窦内肿物等。

（3）血常规检查。白细胞计数及分类检查对诊断炎症有意义，如为细菌感染，可有白细胞计数增多。

三、中医辨证分型及用药

1. 风火牙痛

（1）症候：①齿痛而肿。②兼恶寒发热。③舌苔薄白，脉浮数。

（2）治法：疏风清火，解毒消肿。

（3）推荐方药：宣扬散加减。

2. 胃火牙痛（胃热炽盛）

（1）症候：①齿痛较剧。②伴有口渴、口臭、便秘。③舌苔黄，脉弦数。

（2）治法：清热泻火，消肿止痛。

（3）推荐方药：竹叶石膏汤加减。

3. 虚火牙痛（肾虚火旺）

（1）症候：①痛势较缓，隐隐作痛，时痛时止，日轻夜甚，牙齿浮动。②舌尖红，脉细数。

（2）治法：滋阴降火，消肿止痛。

（3）推荐方药：知柏地黄丸加减。

四、针灸经验方

1. 针刺

（1）取穴：

1）主穴：合谷、下关、颊车、内庭。

2）配穴：风火牙痛配外关、风池；实火牙痛配内庭、太冲；阴虚牙痛配太溪、行间。

（2）操作：针刺以捻转提插泻法为主，补虚泻实。急性发作，3次为1个疗程；慢性发作，10次为1个疗程。留针30分钟，每日1次。

2. 耳针

（1）取穴：上颌、下颌、屏尖、神门。

（2）操作：取牙痛同侧之耳穴，行强刺激，留针30分钟。

3. 针刺排脓

常规消毒阿是穴即患侧牙龈脓肿处，用三棱针刺破脓肿，将脓清洗干净，用淡盐水或凉开水漱口。

五、用穴分析

手阳明之脉入下齿中，足阳明之脉入上齿中，故方中取合谷、下关、颊车、内庭等阳明经穴为主，针刺泻之以通络止痛。外关、风池，疏解表邪，有祛风热的作用。内庭清胃火，太冲泻肝火，二穴合用，泻之可治实火牙痛。太溪补肾阴，行间泻肝火，故能治阴虚牙痛。

六、推拿治疗

用拇食指揉按下关、颊车、合谷穴，至局部酸胀为度，每穴5～10分钟。

七、典型病例

陈某，男，40岁，因牙痛2天，于2020年8月16日就诊。

病史：患者自述平素喜饮酒及食辛辣之品，2天前出现右侧牙痛，疼痛剧烈，齿龈红肿、痛过颊腮、口干口渴、口臭异常，每饮冷水可缓解。

查体：舌质红，苔黄，脉弦数。

1. 诊断

（1）中医诊断：齿痛（胃热炽盛）。

（2）西医诊断：龋齿。

2. 治疗

（1）治法：清热泻火，消肿止痛。

（2）针灸处方：合谷（左侧）、二间（左侧）、下关（右侧）、颊车（右侧）、内庭（左侧）、太冲（双侧）、翳风（右侧）。

3. 效果

配合口服竹叶石膏汤治疗2天后，患者牙疼较前有所缓解，但患处牙龈依然红肿。常规消毒，选取阿是穴即患侧牙龈脓肿处，用三棱针刺破脓肿，将脓清洗干净，用淡盐水或凉开水漱口。

治疗5天后，患者牙疼症状已完全缓解，齿龈红肿消退。

【按语】

根据中医理论，足阳明胃经络于上齿龈，手阳明大肠经络于下齿龈。齿为骨之余，肾主骨，故牙症常治胃经、大肠经、肾经腧穴。牙痛针刺以远端取穴为主，要注意同气相求，在远端所取穴位寻找压痛点，在压痛点进针方可收效，配合局部取穴刺血排脓，可加强治疗效果。

第四十九章　遗溺（小儿遗尿）

一、概述

小儿遗尿是指 3 周岁以上的小儿频繁发生睡中小便自遗，醒后方觉的一种病证。本病在中医中又称"遗溺""尿床"。婴幼儿由于发育未全，脏腑娇嫩，"肾常虚"，排尿的自控能力尚未完善，常发生本病。学龄期儿童可因白天游戏玩耍过度，致夜晚熟睡不醒，偶然发生尿床，为非病态。年龄超过 3 岁，特别是 5 岁以上的儿童，睡中经常遗尿，每周超过一定次数，则为病态。本病的发生男孩多于女孩，部分有明显的家族史。病程较长，常反复发作。

二、诊断标准

1. 病史
发病年龄在 3 岁以上，尤其是 5 岁以上的小儿。部分病例有家族史。
2. 症状
梦中小便自出，醒后方觉，3～5 岁小儿每周至少有 5 次。5 岁以上小儿每周至少有 2 次出现症状。持续 6 个月以上。
3. 辅助检查
尿常规、尿细菌培养无异常。部分患儿腰骶部 X 线摄片可显示隐性脊柱裂，做腹部膀胱 B 超、泌尿道造影可见泌尿系统畸形等。

三、中医辨证分型及用药

1. 肾气不足
（1）证候：夜间遗尿，多则一夜数次，尿量多，小便清长，面色少华，神疲倦怠、畏寒肢冷，腰膝酸软。舌质淡，苔白滑，脉沉无力。
（2）证候分析：本证患儿体质多弱，病程长，迁延难愈。肾气不足，下元虚寒，膀胱不约，故见本证。以夜间遗尿，尿量多、次数频繁，兼见面白、形寒、腰膝酸软等虚寒诸症为证候要点。

（3）治法：温补肾阳，培元固本。

（4）推荐方药：菟丝子散（《太平圣惠方》）。药物组成：菟丝子、鸡内金、肉苁蓉、牡蛎、附子、五味子。加减：睡觉不易唤醒者，加炙麻黄以醒神；兼有郁热者，酌加栀子、黄柏兼清里热。

2. 肺脾气虚

（1）证候：夜间遗尿，日间尿频而量多，小便清长，大便溏薄，面色少华或萎黄，神疲乏力，食欲不振，自汗、动则多汗，经常感冒。舌质淡红，苔薄白、脉弱无力。

（2）证候分析：肺脾气虚，统摄失职，膀胱不约，故见本证。以夜间遗尿，可伴有小便清长、反复感冒，兼见神疲乏力、自汗、大便溏薄等为证候要点。

（3）治法：补肺健脾，益气升清。

（4）推荐方药：补中益气汤（《脾胃论》）和缩泉丸（《妇人大全良方》）。药物组成：黄芪、人参、白术、甘草、当归、陈皮、升麻、柴胡、生姜、大枣、益智仁、乌药、山药。加减：寐深者，可加炙麻黄、石菖蒲宣肺醒神；兼有里热者，加栀子清其心火；纳呆者，加鸡内金、焦山楂、焦六神曲开胃消食。

3. 肝经湿热

（1）证候：梦中遗尿，小便量少色黄，大便干结，性情急躁，夜卧不安或寐中龂齿，目睛红赤。舌质红，苔黄腻，脉滑数。

（2）证候分析：肝经湿热，下迫膀胱，故见本证。以遗尿，小便量少、色黄臊臭，兼见夜寐龂齿，性情急躁，目睛红赤为证候要点。

（3）治法：清利湿热，泻肝止遗。

（4）推荐方药：龙胆泻肝汤（《太平惠民和剂局方》）。药物组成：龙胆草、黄芩、栀子、泽泻、木通、车前子、当归、地黄、柴胡、甘草。加减：大便干结、性情急躁者，加决明子、柏子仁、瓜蒌仁润燥安神；夜卧不宁、龂齿梦呓者，加胆南星、黄连、连翘化痰清心；舌苔黄腻者，加竹茹、薏米、黛蛤散清化痰热。

四、针灸经验方

1. 针刺

（1）治法：通调膀胱，固摄小便。

（2）取穴：

1）主穴：中极、关元、肾俞、三阴交。

2）配穴：肾阳不足，加命门、关元俞、膀胱俞；脾肺气虚，加足三里、气海、百会；肝经湿热，加阴陵泉、太冲。

（3）操作：针刺以捻转提插补泻法，补虚泻实，留针 30 分钟，每日 1 次，10 次为 1 个疗程，每个疗程间隔 3～5 日。

2．艾灸

取中极、关元、三阴交、肾俞，用艾条灸法，每穴 5～10 分钟，至局部皮肤红晕为度。每日 1 次。

3．耳针

取穴：肾、膀胱、尿道、皮质下、交感。以上各穴交替选用，每次留针 1～2 小时。或埋针。

4．夜尿点

此穴在掌面小指第 2 节横纹中点处，针刺留针 30 分钟。

五、用穴分析

中极为膀胱经募穴，针之可通调膀胱，加强气化功能，以固摄小便。肾俞是肾经经气输注于背部的俞穴，有温补肾阳作用。三阴交健脾益气。肾阳不足配命门、关元俞，温补命门之火，温肾、祛下元虚寒。膀胱俞为膀胱经背俞穴，有加强膀胱、固摄小便之作用。

六、推拿治疗

推拿对非器质性遗尿有较好效果，但需注意，在对患儿进行推拿治疗的同时，应让患儿形成定时排尿的习惯，临睡前少饮水或少吃流质食品，不使小儿过度疲劳。尽可能地逐步消除患儿紧张的心理。

1．治法

温补脾肾，固涩下元。

2．处方及方义

健脾益气、补肺脾气虚——补脾经、补肺经、推三关；温补肾气、壮命门之火——揉丹田、补肾经、按揉肾俞、按揉腰骶；温阳升提——按揉百会、揉外劳宫；通调水道——按揉三阴交。

3．推拿治疗

（1）患儿先取仰卧位。医者先进行上肢手部操作，推脾经 500 次，推板门 300 次，推四横纹 200 次，运内八卦 200 次；然后摩腹，以脐为中心，两手绕脐，由小至大，按顺时针方向做螺旋式转摩，约 5 分钟，使患儿腹部有种温热感；再按揉双侧足三里穴各 1 分钟。

（2）患儿取俯卧位。医者食指、中指分别揉脾俞、胃俞、三焦俞，每穴各1分钟，之后在患儿的脊柱穴施捏法，自龟尾穴起，上至大椎穴止，3～5遍。

七、典型病例

张某，男，9岁，于2013年7月9日就诊。该患儿自幼夜间遗溺，多方治疗，疗效不显。现每夜尿床，轻者一夜一遗，重者一夜数遗，尿液清长量多，腥臊味不重，喜进热食，其他无明显不适。患儿为早产儿，曾患"幼儿腹泻"长达半年之久。

查体：舌质淡，苔薄白，脉沉细。

一般检查：无明显异常。腰骶骨正侧位片示：先天性隐性脊柱裂。

（一）诊断

（1）中医诊断：遗溺（肺脾气虚）。

（2）西医诊断：小儿遗尿。

（二）治疗

1．推拿治疗

捏脊疗法：从长强穴开始沿督脉两侧由下向上捏到大椎穴处为1遍，共捏12遍。第7遍开始用"捏三提一"法，重点提捏膀胱俞、肾俞处。捏完后，用拇指沿督脉的命门至大椎和两侧膀胱经从膀胱俞至肝俞各直推100次。然后在命门、膀胱俞、肾俞处各揉按约1分钟。每日1次。

2．针灸治疗

（1）体针：神门、委中、关元、中极、肾俞、膀胱俞、太溪，针用补法。

（2）灸法：取关元、中极、三阴交、命门、肾俞、膀胱俞，艾条悬灸，每穴5分钟。

3．效果

经针灸推拿治疗3次后，患儿夜间遗溺次数减少，腹泻症状亦得以改善。治疗7次后，患儿眠至早晨，大小便已正常。巩固治疗3个疗程，随访半年无复发。

【按语】

小儿遗尿大多属于肺、脾、肾三脏功能失调所致。其中以肾气不足、膀胱虚寒最多见。肾为先天，职司二便，其开合主要靠肾的气化功能来调节。肾气不足，就会导致下焦气化功能失调，闭藏失司，不能制约水道而遗尿。针灸治疗以益气、补肺、健脾、固肾为主，辨证配穴，可收良效。

第五十章　五迟、五软（小儿脑性瘫痪）

一、概念

小儿脑性瘫痪又称小儿脑源性瘫痪，简称小儿脑瘫，是指以持续存在的中枢性活动受限、姿势与运动发育障碍为主的，因患儿脑部发育缺陷或非进行性损伤等多种原因导致的一种中枢神经障碍综合征，严重影响着患儿心身健康及生活质量。由于肌张力异常、下肢痉挛状态及肌肉控制能力差，脑瘫患儿易出现剪刀步态、尖足、足内翻等下肢功能异常表现，进而影响患儿站立与步行能力。此外，患儿常常出现癫痫，听觉、感知行为异常和不同程度的语言障碍等各种伴随症状。

小儿脑瘫属于中医"五迟""五软""五硬""胎弱"范畴。

二、中西医诊断标准

1. 病史
既往可能有早产、产伤、围生期窒息以及核黄疸等病史。

2. 症状
（1）运动发育落后和瘫痪肢体主动运动减少，患儿不能完成相同年龄正常小儿应有的运动发育进程，包括抬头、坐、站立、独走等运动以及手指的精细动作。

（2）肌张力异常：因不同临床类型而异，痉挛型表现为肌张力增高；肌张力低下型则表现为瘫痪肢体松软，但仍可引出腱反射；手足徐动型表现为变异性肌张力不全。

（3）姿势异常：受异常肌张力和原始反射延迟消失不同情况的影响，患儿可出现多种肢体异常姿势，并因此影响患儿正常运动功能的发挥；体格检查中将患儿分别置于俯卧位、仰卧位、直立位，以及由仰卧牵拉成坐位时，即可发现瘫痪肢体的异常姿势和非正常体位。

（4）反射异常：多种原始反射延迟或消失；痉挛型脑性瘫痪儿腱反射活跃，

可引出踝阵挛和巴宾斯基征阳性。

3．辅助检查

（1）智力检查：可以测试患儿的智力影响状况，有助于医生的诊断和治疗，对脑瘫患儿今后的智力发育起着重大作用。

（2）脑电图（EEG）：1/4 的脑瘫患儿存在脑电波异常的现象，偏瘫的脑电图异常率高，但同时也要排除是癫痫患儿的可能性。

（3）磁共振成像（MRI）：在临床上是一种重要的影像学诊断手段，能显示颅脑的形态学改变，对脑瘫的早期诊断有重要参考价值，有助于脑瘫病因分析，为鉴别诊断和指导治疗方案的制定提供重要依据。

（4）CT 能显示脑瘫患儿的脑部结构和形态变化，对脑瘫诊断、分型、分度和病因分析有很大的帮助作用。

（5）超声波检测：可以看到占位病变的大小。

（6）血管造影：通过定位从而来进行定性诊断。

（7）其他检查：盖泽尔发育检查、脑电图、肌电图、头颅影像学检查、脑干听觉诱发电位或视觉诱发电位，以及某些代谢性疾病筛查等。

三、中医辨证分型用药

1．脾弱肝强证

（1）症候包括①主症：肢体拘挛，肌肉消瘦，烦躁，纳少；②舌淡，苔少，脉无力，指纹淡或青。

（2）治法：健脾平肝。

（3）推荐方药：六君子汤合舒筋汤加减。

2．脾肾两虚证

（1）症候包括①主症：头软无力、手无力，不能握拳，下肢痿弱，口唇软而无力，肌肉软而不长；②舌淡，苔白，脉无力，指纹淡。

（2）治法：健脾补肾。

（3）推荐方药：补中益气汤合补肾地黄丸加减。

3．肝肾亏虚证

（1）症候包括①主症：肢体拘挛，活动不利，手足徐动或震颤，头小，或语言不利，或失听失明或失聪；②舌淡，苔薄白，脉无力，指纹淡。

（2）治法：补益肝肾。

（3）推荐方药：六味地黄丸合虎潜丸加减。

4．痰瘀阻络证

（1）症候包括①主症：关节硬直，活动不利，头小，失聪，或抽搐、失神；

②舌淡暗，苔腻，脉无力，指纹滞。

（2）治法：涤痰化瘀、通窍。

（3）推荐方药：通窍活血汤合二陈汤。

四、针灸治疗

1. 治法

健脑益智，开窍通络。

2. 取穴

（1）主穴：四神针、颞三针、智三针、脑三针。

（2）配穴：上肢功能障碍，加手三针；下肢功能障碍，加足三针；颈软，加颈三针；腰部瘫软，取肾俞、腰阳关；剪刀步，取髀关、风市；尖足，取解溪、太白；足内翻，取丘墟、昆仑、承山外1寸；足外翻，取商丘、太溪、承山内1寸。根据肢体瘫痪部位不同，分别针刺华佗夹脊穴的不同节段。肌力低下患儿，针刺后加艾灸。语言障碍，取通里、廉泉、金津、玉液；流涎，取上廉泉、地仓；吞咽困难，取舌三针。

3. 方义

四神针位于巅顶部，位于百会穴前后左右旁开1.5寸，前后两穴即督脉的前顶、后顶穴，两侧穴位在膀胱经上。督脉起于胞中，承接一身元气，上载脊髓以充脑髓，直接联络于脑，膀胱经"从巅入络脑"，协同督脉之经气沟通脑之元神。四穴位于人身巅顶，为阳气汇聚旺盛之处、脑气所发之处，可调整脑府经气。智三针即神庭及双侧本神，神庭穴居前额正中之上，为脑之元神聚集之庭堂，神志之所在，针尖朝向前顶穴，具有协同四神针之功。本神位于前额之上，"凡刺之法，必先本于神"，内应元神，刺之可燮理元神，而该穴组位于前额，额叶与智力及情感有关，对智力发展有促进作用。颞三针位于大脑颞叶在体表的投射区，与语言、记忆相关，也可促进肢体功能障碍的恢复。脑三针位于小脑部位，参与协调躯体平衡及随意运动，对脑瘫患儿运动功能障碍有良效。

4. 操作

抱患儿取坐位固定头部，常规消毒。选用1寸毫针，用平刺或斜刺法快速刺入头皮，待针尖达到帽状腱膜下层时，使针与头皮平行，继续缓慢捻转进针0.8寸左右。体针留针30分钟，头针留针1小时，隔日1次，3个月为1个疗程。

五、推拿手法

采用按、揉、捏、拿、搓等手法。以达到健脾、补肾、平肝以及舒筋活络、舒利关节、益智安神等作用。

张力高者手法宜轻，肌张力低者手法宜重。推拿过程中应配合点按穴位，头部取百会、四神聪、坎宫、天门、太阳、风府等穴；上肢取肩髃、曲池、手三里、一窝蜂等穴；下肢取环跳、百虫、膝眼、足三里、承山等穴；双下肢交叉状或剪刀步者，取髀关、风市等穴；尖足者，取解溪、太白等穴；足内翻者，取悬钟、昆仑、飞扬、丘墟等穴；足外翻者，取商丘、太溪、照海、冲阳等穴；肾虚者，补肾经（小指末节指腹面）、揉按肾俞；脾虚者，补脾经（拇指桡侧缘）、揉按脾俞。

隔日1次，3个月为1个疗程。

六、典型病例

刘某，女，2岁，于2020年4月7日初诊。

主诉：四肢痿软无力、反应迟钝2年。

病史：患儿出生时口唇青紫，缺氧，经抢救后生命体征恢复正常，逐渐出现四肢痿软，发育迟缓，摄食吞咽功能差，反应迟钝。

初诊：患儿现2周岁，仍不能独坐、独站，不会咀嚼，双目上视，呼叫无反应。肌肉瘦削，面色萎黄，只吃流食，纳少，睡眠不安，二便调。舌质淡，苔薄白，脉细弱。

体格检查：精神萎靡，面色萎黄，反应迟钝，发育迟缓，肌肉瘦削，双目无神，双睛上视。拇指内收，不能独坐，站立尖足。四肢肌力Ⅳ级，肌张力增高。病理反射未引出。

1. 诊断

（1）中医诊断：五迟五软（肝肾不足）。

（2）西医诊断：小儿脑性瘫痪。

2. 治疗

（1）推拿治疗：先以左手固定患儿一侧足部，右手以拇指或食指在小腿部分别沿膀胱经、胆经、肾经、脾经自上而下揉推，重点按揉承筋、承山等穴，每条经推揉三次；补脾经，用大拇指旋揉患儿拇指螺纹50～100次；推胃经，用拇指旋揉患儿拇指近端指节50～100次；摩腹、按揉足三里10次；补肾经，用拇指离心性直推患儿小指螺纹面。

（2）针灸处方：四神针、颞三针、智三针、脑三针、手三针、足三针、舌三针。

（3）治法：健脑益智，开窍通络，补益肝肾。

（4）操作：平补平泻，体针留针30分钟，头针留针1小时，间隔10分钟行针1次，如若患儿配合度差，可点刺不留针。隔日1次，3个月为1个疗程。

3. 效果

二诊：治疗10次双目上视好转，仍不能咀嚼。继续治疗1个月。

三诊：患儿可吃固体食物，反应较前灵敏。

四诊：在配合住院康复治疗锻炼半年后，患儿饮食佳，精神饱满，面色红润，呼叫反应灵敏，表情活泼，言语不能，可独坐，不能独站，站立仍尖足。

【按语】

小儿脑性瘫痪简称脑瘫，是出生前到生后2年以内，由多种原因所致的非进行性脑损伤综合征，主要表现为中枢性运动障碍、肌张力异常、姿势及反射异常等。并可同时伴有癫痫，智力低下，语言障碍，视觉及听觉障碍等。小儿脑瘫属中医学的"五迟""五软"等范畴。

脑瘫的病因很多，既可发生于出生时，也可发生在出生前或出生后的新生儿期。主要由先天不足，或后天失养，或病后失调，致使精血不足，脑髓失充，五脏六腑、筋骨肌肉、四肢百骸失养，形成亏损之证。本病病位在脑，与五脏密切相关。基本病机是脑髓失充、五脏不足。脑瘫患儿多为先天不足，加之后天摄食功能差，而致发育迟缓，体弱多病。

靳三针疗法是岭南针灸学派的代表，为广州中医药大学靳瑞教授经过几十年的临床研究所创，临床治疗小儿脑瘫疗效显著。

靳瑞教授在针灸组穴配方中应用中医中药配方的君、臣、佐、使理论，十分强调取穴配方的主次。根据针灸处方一穴为主、二穴为次的特点，取三穴达到力专效宏的取穴简捷特点。在"靳三针"处方中，原则上以"三针"为主，再结合辨证配穴，有是证用是穴，可完善和补充各类"三针"处方，加强治疗效果，"三针"加以配穴主次分明，诚如中药处方中的君、臣、佐、使，使穴与病相宜，是针灸处方中难得的模式。"靳三针"治疗小儿脑瘫的针灸处方发挥着大脑中枢疗法和四肢末梢疗法的双重功效，可达到治病求本，标本同治。同时，配方取穴方法简单，操作时间短，很多集中在头部，可较长时间留针，相对较容易被患者接受。

参 考 文 献

[1] 白耀. 甲状腺病学：基础与临床 [M]. 北京：科学技术文献出版社，2003.

[2] 薄智云. 腹针疗法 [M]. 北京：中国科学技术出版社，1999.

[3] 常小荣，刘迈兰. 穴位注射疗法 [M]. 北京：中国医药科技出版社，2019.

[4] 陈孝平，汪建平. 外科学：第8版 [M]. 北京：人民卫生出版社，2013.

[5] 程海英. 火针疗法在针灸治疗中的应用 [J]. 北京中医药，2008（11）：853-855.

[6] 段俊峰，魏征. 脊柱病因治疗学：第2版 [M]. 北京：人民军医出版社，2011.

[7] 符文彬，徐振华. 岭南天灸疗法精要 [M]. 广州：广东科技出版社，2020.

[8] 符文彬. 司徒玲针灸医论医案选 [M]. 北京：科学出版社，2012.

[9] 葛坚，王宁利. 眼科学：第3版 [M]. 北京：人民卫生出版社，2015.

[10] 葛鹏，王镁. 中医药治疗甲状腺结节的现状评述 [J]. 中国医学创新，2022，19（11）：183-188.

[11] 龚建强，韩琦，李洪海等. 针灸治疗呕吐的用穴规律分析 [J]. 中医临床杂志，2016，32（10）：70-73.

[12] 郭长青，陶琳，张秀芬. 图解耳针疗法 [M]. 北京：中国医药科技出版社，2012.

[13] 郭义. 中医刺络放血疗法 [M]. 北京：中国中医药出版社，2013.

[14] 郭应禄，胡礼泉. 男科学 [M]. 北京：人民卫生出版社，2004.

[15] 国家中医药管理局. 中医病证诊断疗效标准 [S]. 南京：南京大学出版社，1994.

[16] 贺普仁. 火针的机理及临床应用 [J]. 中国中医药现代远程教育，2004，2（10）：20-23.

[17] 贺普仁. 针灸三通法临床应用 [M]. 北京：人民卫生出版社，2014.

[18] 洪碧琪，庄礼兴，胡伟雄. 靳三针联合疗法治疗小儿脑瘫疗效的 Meta 分

析［J］. 云南中医学院学报，2020，43（2）：65－71.

［19］贾金铭. 中国中西医结合男科学［M］. 北京：中国医药科技出版社，2005.

［20］赖在文. 实用疗伤手法［M］. 广州：广东科技出版社，2001.

［21］乐杰. 妇产科学：第7版［M］. 北京：人民卫生出版社，2008.

［22］李道生，邝幸华. 司徒铃针灸医论医案精选［M］. 北京：人民卫生出版社，2013.

［23］李树香. 刺络放血疗法临床应用评述［J］. 中医学报，2012，27（6）：778－780.

［24］中国后循环缺血专家共识组. 中国后循环缺血的专家共识［J］. 中华内科杂志，2006（9）：786－787.

［25］李志明，孟庆才. 小针刀作用机理的研究进展［J］. 新疆中医药，2010（4）：85－87.

［26］梁繁荣，王华. 针灸学：第10版［M］. 北京：中国中医药出版社，2016.

［27］林国华，李丽霞. 火针疗法［M］. 北京：中国医药科技出版社，2012.

［28］刘百生，夏义仁. 火针疗法的作用机制探讨［J］. 中外医学研究，2011，9（5）：105－106.

［29］刘力红，杨真海. 黄帝内针：和平的使者［M］. 北京：中国中医药出版社，2016.

［30］刘力红. 思考中医：第4版［M］. 桂林：广西师范大学出版社，2018.

［31］刘志顺，杨涛. 中国中医科学院广安门医院针灸名家临证治验集萃［M］. 北京：北京科学技术出版社，2013.

［32］龙层花. 脊椎病因治疗学［M］. 北京：世界图书出版公司，2012.

［33］中国中西医结合学会男科专业委员会. 慢性前列腺炎中西医结合诊疗指南（试行版）［J］. 中国中西医结合杂志，2007，27（11）：1052－1056.

［34］前列腺炎诊断治疗指南（试行版）［J］. 中华医学信息报，2006（22）：19.

［35］施杞，王和鸣. 骨伤科学［M］. 北京：人民卫生出版社，2001.

［36］石学敏. 石学敏临证实验录［M］. 北京：人民卫生出版社，2012.

［37］石学敏. 针灸学［M］. 北京：中国中医药出版社，2002.

［38］石学敏. 中风病与醒脑开窍针刺法［M］. 天津：天津科学技术出版社，1998.

［39］粟秀初，黄如训. 眩晕：第2版［M］. 西安：第四军医大学出版社，2008.

［40］孙树椿，孙之镐．临床骨伤科学［M］．北京：人民卫生出版社，2006.

［41］吴阶平．吴阶平泌尿外科学［M］．济南：山东科学技术出版社，2004.

［42］谈勇．中医妇科学：第4版［M］．北京：中国中医药出版社，2016.

［43］王启才．针灸治疗学［M］．北京：中国中医药出版社，2017.

［44］王文远．王氏平衡针疗法［M］．北京：中国中医药出版社，2016.

［45］王永炎，严世芸．实用中医内科学：第2版［M］．上海：上海科学技术出版社，2009.

［46］王永炎，鲁兆麟．中医内科学：第2版［M］．北京：人民卫生出版社，2011.

［47］王峥，马雯．中国刺血疗法大全［M］．合肥：安徽科学技术出版社，2005.

［48］危北海，贾葆鹏．单纯性肥胖病的诊断及疗效评定标准［J］．中国中西医结合杂志，1998（5）：317－319.

［49］韦以宗．中国整脊学［M］．北京：人民卫生出版社，2006.

［50］龙层花．脊椎病因治疗学［M］．北京：商务印书馆，2009.

［51］吴绪平，张天民．针刀临床治疗学［M］．北京：中国医药科技出版社，2007.

［52］吴在德，吴肇汗．外科学：第7版［M］．北京：人民卫生出版社，2008.

［53］杨朝义．董氏奇穴针灸学［M］．北京：中国医药科技出版社，2018.

［54］杨维杰．董氏奇穴原理解构［M］．北京：人民卫生出版社，2018.

［55］詹姆斯·H·克莱，戴维·M·庞兹．基础临床按摩疗法：解剖学与治疗学的结合［M］．李德淳，赵晔，王雪华，译．天津：天津科技翻译出版公司出版，2004.

［56］张伯礼，薛伯瑜．中医内科学：第2版［M］．北京：人民卫生出版社，2012.

［57］张绍文，邓强．简明脊柱外科学［M］．甘肃：甘肃文化出版社，2009.

［58］张义，权伍成，尹萍，等．针刀疗法的适应证和优势病种分析［J］．中国针灸，2010，30（6）：525－528.

［59］张玉珍．中医妇科学［M］北京：中国中医药出版社，2017.

［60］赵辨．中国临床皮肤病学［M］．南京：江苏科学技术出版社，2010.

［61］赵堪兴，杨培增．眼科学：第8版［M］．北京：人民卫生出版社，2013.

［62］郑筱萸．中药新药临床研究指导原则：试行［M］．中国医药科技出版社，2002.

［63］中华医学会．临床诊疗指南：骨科分册［M］．北京：人民卫生出版社，2009.

［64］中华医学会. 临床诊疗指南：皮肤病与性病分册［M］. 北京：人民卫生出版社，2006.

［65］中华医学会. 临床诊疗指南：疼痛学分册［M］. 北京：人民卫生出版社，2007.

［66］中华医学会风湿病学分会. 原发性痛风诊断和治疗指南［J］. 中华风湿病学杂志，2011，15（6）：410－413.

［67］钟士元. 脊柱相关疾病治疗学：第 3 版［M］. 广州：广东科技出版社，2011.

［68］朱汉章. 针刀刀法手法学［M］. 北京：中国中医药出版社，2006.

［69］朱汉章. 针刀医学原理［M］. 北京：人民卫生出版社，2002.

［70］庄礼兴. 靳三针疗法流派临床经验全图解［M］. 北京：人民卫生出版社，2017.